山崎章郎

「そのとき」までをどう生きるのか

春秋社

目次

「そのとき」までをどう生きるのか

Ⅰ　どう生きるかという問題　3

あるべきホスピスケアをめざして　4
三〇年後の現実　7
病院で死ぬということ　10
終末期鎮静　15
病院システムの限界　18
家族の時間がもたらしたもの　20
いま、この場面を生きるのは誰か　23
わが国のがん医療の課題　27
延命された時間をどう生きるか　29
治療を受けなければよかった　32
代替医療という選択肢　34
人生を肯定できるかどうか　40

Ⅱ　ひとりの人と向き合って　43

医者になりたい　44
生きる目標の模索　48
運命を変えた『死ぬ瞬間』　51
八日市場市民病院時代　54
医療者以外の力　57
異なる立場だからこそ　59
あのころの蘇生術と告知のこと　62
初めての告知　65
信頼を築くために　71
ひとりの人間としての対話　72
目の前の人の思いを知るために　76
死後の話　78

Ⅲ　それでもなお生きる意味　81

ホスピスケアとの出会い　82
スピリチュアルペインとの出会い　84
聖ヨハネホスピスへ　87
ホスピスケアの三項目　89
患者さんの葛藤　92
スピリチュアルペインとは何か　94
なぜスピリチュアルペインなのか／あらためて緩和ケアとは／四つの苦痛／四つの苦痛のみなもと／スピリチュアルペインやスピリチュアリティの日本語は／スピリチュアリティとは何か／自己とは何か／他者とは何か／真に拠り所となる他者／あらためて、スピリチュアリティとは何か／スピリチュアリティの位置／スピリチュアルケアとは／真に拠り所となる他者とはいかなる存在か／神仏や信仰は真の拠り所／揺らぐことのない信仰をもっていない場合はどうなるのか／スピリチュアリティが働きはじめる／真に拠り所となる人は傾聴してくれる人／本当に傾聴だけで、真の拠り所となれるのか

レジリエンスとユマニチュード 123
レジリエンスとスピリチュアリティ／ユマニチュードとスピリチュアルケア
現実との向き合い方を変えるために 127
ケアのスタート地点 129
施設ホスピスケアの限界 133

Ⅳ ケアの現場で学んだこと 137

医師という立場を離れて 138
老いという変化を受け入れる 142
老いのプロセスの先にある死 146
生きていることを肯定する 149
誰もが関係性のなかで生きている 151
本当は家にいたい 155

亡くなるプロセスは変わらない 158
救急車は呼ばないで 160
日常を支えるボランティアのちから 161
生きがいに変わる趣味 164

V 「死」も「生きる」の一部 169

死を自分のものにするために 170
グループホームでの看取り 176
緩和医療と緩和ケアのちがい 181
曖昧にされる最期の時間 185
確実に来る死にそなえる 190

あとがき 195

「そのとき」までをどう生きるのか

Ⅰ　どう生きるかという問題

あるべきホスピスケアをめざして

五日市街道と並行して流れる玉川上水には、桜並木や他の樹木がトンネルのように生い茂っている。春には桜吹雪と新緑、夏にはむせかえるような濃い緑、秋には落葉、そして冬には枯木立と季節の移り変わりを否応なく感じることができる。その玉川上水から歩いて五分、人口十九万人、武蔵野の面影を残した東京都小平市内の緑の多い地域に、ホスピスケアを地域で展開する複合的な施設「ケアタウン小平」はある。志を同じくした仲間たちとチームを組んで活動する拠点である。開設は、二〇〇五年のことだ。

僕の診療所、「ケアタウン小平クリニック」は、そのなかにある。在宅で療養する患者さん・ご家族に専門的な「ホスピス緩和ケア」を提供する診療所で、二〇〇六年には、在宅療養支援診療所に認定され、二〇一六年からは、制度化された「在宅緩和ケア充実診療所」として活動している。

ケアタウン小平の敷地内には、大家さんの趣味で公式のフットサルができる緑の人口芝生が敷き詰められた中庭があるが、その傍らに樹齢数十年のケヤキの大木がそびえる。あたかも鎮守の森の木のように、来訪者を出迎えてくれる、ケアタウン小平の象徴のような木だ。

僕は在宅ホスピス医として、そのほとんどの時間を患者さんの自宅で診療する日々だ。クリニックには僕も含め常勤医は三人いるが、交替で当番をしながら二四時間態勢で患者さんの要請に応じる。その他に電話相談や医療事務を兼ねた事務担当スタッフが二人いる。

軽の往診車で患者さん宅をまわる訪問診療は、たいていの場合、相談外来のある月・金の午前中及び休診日である木曜日を除いた平日の午前・午後と土曜日の午前中におこなう。初診往診は可能な限り常勤医三人でおこなうが、「この顔ぶれで、あなたの人生のお供をしますよ」というメッセージを伝えるためだ。その後は、訪問診療も往診も医師一人でおこなう。運転手も、同行する看護師もいない。

在宅のホスピスケアの前提として、可能なかぎり、患者さんやご家族が納得できるまでおつき合いするように心がけているので、一人の患者さんの訪問には、往復も入れて一時間前後は見込んでおく。

ある意味では、一般診療の何倍もの時間をそこに注ぐが、患者さんの時間は限られている。少しでも苦痛と不安を軽減して、残り少ない時間を、ご自分の時間として過ごしていただきたいし、それに、安心して介護していただくために、ご家族の不安や心配事にも丁寧に対処することを心がけている。そのぐらいの時間は必要なのだ。

先述もしたが、通常、月・金の午前は、新しい患者さんの相談外来の時間にあてることにしている。僕は、九時には診療所に出勤して、まずは淹れたてのコーヒーを飲む。そして、朝まで当番だった医師から前日の夜から朝までの報告を受け、次いで、その日訪問する患者さんについての打ち合わせなどを経て、診療活動がスタートする。相談外来は九時四五分から開始するが、診療時間として遅めの開始時間を設定しているのは、できるだけ通勤通学のラッシュアワーを避けて来院してもらいたいという思いからである。

ケアタウン小平には、個人開業である僕のクリニックのほかに、NPO法人「コミュニティケアリンク東京」が運営する訪問看護ステーションとデイサービスセンター、居宅介護支援事業所、それに株式会社「みゆき亭」の配食サービスなどがある。在宅ホスピスケアを支えるための医療・介護・食事サービスが一つの場所に集まり、いつでも顔と顔を合わせて問題を共有することができるチームである。

そんな僕たちチームの使命は、患者さんがよりよい人生をまっとうし、ご家族が納得して看取りができるように全力で支援することだ。

僕は医学部を卒業後、一六年間外科医として働いた後、後述する聖ヨハネホスピス（東京都小金井市）でホスピス医として一四年間ホスピスチームに参加した。そして二〇〇五年にここケアタウン小平での活動を開始して、一三年が経った。

ここに至るまでには長い道のりがあったが、若い頃に船医として乗った南極海底地質調査船上で出会った一冊の本、アメリカの精神科医エリザベス・キューブラー・ロスの『死ぬ瞬間』（川口正吉訳、読売新聞社、一九七一）に導かれるように、尊厳ある生と死をテーマに、いつも目前の問題をどう解決するかを考え、行動してきた。そしていつの間にか在宅ホスピスケアにたどり着いていた、そんな感じだろうか。

三〇年後の現実

「わが国では現在、日本人の死因の第一位を占めているガンのために、毎年二十万人の人たちが、この世を去っている。これは、日本人のうち、四人に一人がガンで死亡していることも示している」

これは、一九九〇年に僕が初めて上梓した『病院で死ぬということ』（主婦の友社、現・文春文庫）の書き出しである。今から三〇年近く前のことになる。四〇代前半だった僕は、千葉県八日市場市（現・匝瑳《そうさ》市）の市民病院に外科医として勤めながら、終末期医療のあるべきかたちを探し求めて奔走していた。医師としての業務の合間を縫っての執筆でもあり、何よりも、その当時の医療状況からは内部告発と取られかねないとの懸念もあり、筆は思うようには進まなかった。結局完成まで二年を要した。何度も挫折しそうになりながらも、編集者の励ましと現場で出会った患者さんやご家族の思いに後押しされて書き上げたこの本は、幸運なことに多くの方に読んでいただけることになった。

その当時、末期のがん患者さんたちのほとんどは、治癒を目的とした医療システムから取り残され、病室のなかでひとり――たとえ家族がまわりにいたとしても――孤独に最期を迎えていた。病名も伝えられず、あるいは嘘の病名や病状を説明され、偽りの希望にすがって残り時間を無為に過ごさざるを得なかった。その姿は、自分らしく人間らしく生きるというあり方からはかけ離れた悲惨なものだった。

しかも、少なからぬ医師が死を〝敗北〟と考えていた時代であった。死について語ることが難しかった時代、現実的には死の現場にいるのに、死にゆく人とどう向き合っていけばよいのか、わからなかった。その結果、ほとんどの人が、当たり前のように病院で人間的とはいえない最期を迎えていたのである。

時代は変わった。現在ではほとんどの場合、患者さんは病名告知を受け、その後の生き方を自ら選択する道が拓かれている。つらいことではあるが終末期を過ごすことを余儀なくされた場合には、住み慣れたわが家で最期を迎える選択肢もとれるようになった。一般市民が「どのように最期を迎えたいか」を考える機会も増えている。三〇年前からすれば、信じられないほどの進展である。

しかし、である。冒頭に挙げた文は、現状に照らし合わせると、このように書き換わる。

「わが国では現在、日本人の死因の第一位を占めているガンのために、毎年三七万人の人たちが、この世を去っている。これは、日本人のうち、三人に一人がガンで死亡していることも示している」

一九九〇年には八〇万人だった年間死者数が、二〇一五年には一二〇万人を超えた。さらにいえば、団塊世代が七五歳以上となる二〇二五年には、年間死者数は一九九〇年の約二倍の一六〇万人近くにのぼり、「二人に一人ががんで死亡」とする予測もある。二〇二五年問題ともいわれる多死社会の到来である。

この数字をどう受けとめればよいのか逡巡している時間はない。なぜなら二〇二五年問題は、そのときが来て生じる問題ではなく、すでに、始まっているからだ。刻一刻とその色を濃くする渦のただ中にわれわれはとっくに両足を踏み入れているのである。

課題は山積しているが、一方で「あの時代」を知る者からすれば、よくここまできたという感慨がないわけではない。僕の意識は一気に二十数年の時を遡る。

病院で死ぬということ

ある年の冬、ひとりの男性が亡くなった。末期食道がんによるものだった。晩秋に胸の不調を訴えた彼は即刻入院となり、自宅に戻ることなく七週間後に息を引きとった。当然のように、医療側と家族の合意のもとに、彼には本当の病名は知らされていなかった。彼は救命および延命治療の必要上おこなわれた気管切開のために声を失い、その気管切開孔から頻回に痰を吸引されるたびに涙を流しながら苦しんだ。その夫の姿に、また医師や看護師たちから「がんばれば治りますよ」という虚しい希望をもたされた夫の姿に、いたたまれなくなった妻は、やがて「夫の苦痛を長引かせる意味しかないなら、これ以上の治療はやめてもらいたい」と医師たちに訴えた。延命治療に専念していた医師たちも、これ以上の治療の継続に意味を見出せなくなっていた。病名告知をされていない彼は、次にどのような展開が待ち受けているのかまったく知らされないまま、苦痛を緩和するという大義名分のもとに、いきなり鎮静剤で眠らされ、死んでいった。

その当時は、死期が迫った患者がその人生の幕を静かに下ろそうとしていた最期の時間にも、儀式的な蘇生術は例外なく試みられた。心臓マッサージを続けている限りは機械的に動いている心臓も、儀式が終われば完全に停止する。それはわかりきった結末であった。そして、彼もその儀式を経て死んでいったのだ。しかし、死にゆく者を前に、ほかにどうしていいかわからないから、そうしていた。そういう時代だったのだ。


僕自身、忘れられない人がいる。

市民病院で働いていたときのことである。六〇歳間際の男性患者と出会った。彼は、二年前に胃がんを切除したがそれが再発し、手術を受けた病院での入院治療を希望したが、病院側は治癒不能と考え、彼や家族の希望にもかかわらず、彼の入院を拒否し、外来通院をすすめた。途方に暮れ、わらにもすがるような思いで僕の勤めていた病院へやってきたのである。

彼の膨らんだ腹部と本人と家族の話から、進行した末期がんであることはすぐにわかったが、彼にその事実は当然のように伝えられていなかった。彼は難治性の胃潰瘍として手術を受けていたのである。彼は寡黙な患者で、診察や処置後に礼を言う以外は、医療者に対して質問をするようなことはほとんどなかった。医療側としては、ある意味でおとなしい、よい患者だった。

すでに手の施しようがない状態ではあったが、できる限りのことをしようと、苦痛を取り除くさまざまな処置をおこなった結果、痛みについてはずいぶん改善した。しかし、病気の勢いを止めることはできなかった。やがて衰弱が進み、あと数日の命かと思われた頃に、「事件」は起こった。

一人で彼の病室を訪ねた僕が簡単な会話をして部屋を出ようとすると、彼は突然のように質問してきたのだ。

「ところで先生、私のほんとうの病気はなんだったのですか？」

僕は思わずうろたえた。同時に、自分を苦しめている病気が本当に胃潰瘍だったのか、彼がずっと疑いをもっていたことを知った。彼は、その病状から死期が近いことを悟ったのだ。そして、自分の命を奪おうとしているものの正体を知りたいと考えたのだ。彼に見つめられて僕は困惑した。僕は、彼の重大な問いかけに答えることはできなかった。そんな用意はしていなかったし、彼の家族も病名の告知には反対していた。僕は、聞こえないふりをして、話題を変えた。彼は、悲しそうに目を閉じると、何も言わなくなった。そして、三日後に亡くなった。

『病院で死ぬということ』の文中で告白するまで、この出来事は、長いこと僕の胸の中だけにしまい込んでいた。その後、僕は、死期がすぐそこに迫った患者さんに真実を告げるべきかどうかという問いと格闘しつづけた。のちに振り返っても、彼との出会いは、キューブラー・ロスの著書『死ぬ瞬間』との出会いにも匹敵するほど、僕の進む道筋に重大な影響を投げかけるものであった。僕に問うたときの彼の顔、僕が話題をそらしたときの悲しげな表情が、今でも目に焼きついている。

それから三〇年以上が経ち、振り返れば、さまざまな出会いがあった。

ホスピス医という仕事は患者さんの最期の場面に立ち会う厳しい仕事と捉えられることが多いためか、「つらくないですか」、「大変なお仕事ですね」、「どうやって乗り越えているのですか」などといわれることがある。

しかし、どこにいてもその死は避けられないのである。われわれの仕事は、患者さんの死を前提にしている。その病気の経過上、いのちを助けることはできないが、死までの時を、できる限り苦痛を緩和し、自分らしく尊厳を持って生きられるように、医療者として支援することがわれわれの役割なのだ。

だからこそ、患者さんの願う死までの生き方を、しっかりとチームで支えることを目指すのだ。それゆえ、患者さんが亡くなったときに感じる思いは、きちんと患者さんやご家族の思いや願いに応えることができただろうかということである。そして、本人やご家族に評価されて、初めて安堵するのだ。

だが、いつでも万全とは限らない。思いを尽くしたつもりでも、相手に届かないこともある。いや、こちら側が、思いを尽くしたと思い込んでいるだけのことなのかもしれない。症状コントロールが不十分だったと思うときもある。苦い反省で、落ち込むこともある。

それでも、傲慢とのそしりを受けるかもしれないが、もし、この患者さんやご家族が、われわれに出会うことなく、他の医療機関での医療やケアを受けていたとしたら、おそらくもっと不十分な医療やケアだったかもしれないと、自らを慰めることもある。

もろもろつらいことはあったが、一番つらかったのは、在宅ホスピスケアを目指してケアタウン小平クリニックを開業した当初の半年間、医師は僕一人だったため、二四時間いつでも対応できるように、一切お酒が飲めなかったことくらいである。

ところで、南極の海で終末期医療の大切さに目覚めてから、外科医、施設ホスピス医、在宅ホスピス医と、働く場を変えながらもあるべきホスピスケアを目指して取り組んできたが、患者さんの本音にもっとも近いところで、お役に立てているように思える今が、一番心が満たされているような気がしている。

とは言え、課題はいまだたくさんある。

終末期鎮静

今から一〇年ほど前のことになるだろうか。がんの痛みをテーマにした番組にコメンテーターとして出演を依頼されたことがあった。番組ではその当時まだホスピスがなかった東北のある県の市民グループが、適切なホスピスケア（緩和ケア）を受けるためのホスピス（緩和ケア病棟）の設立を求めて署名活動をおこない、県議会などに働きかけていくという取り組みが紹介されていた。その市民グループが活動を始めたきっかけは、メンバーの男性の奥さんが、主治医がモルヒネの使用を拒んだために痛みのなかで苦しみながら亡くなっていったというつらい体験にあったということであった。

本番前にVTRビデオを見た僕は怒りのあまり「これは犯罪です」と思わず口走ってしまった。なぜなら、WHO方式といわれるがんの痛みを軽減する知識や方法は、その時点でもすでに確立し、がんによる苦痛を軽減するための医療用麻薬であるモルヒネの安全性も証明されていたからだ。

とは言いながら、呼吸困難や全身倦怠感など「鎮静」という方法をとらなければ緩和できないような耐えがたい苦痛も、時にはある。そういった場合には「持続的な鎮静」という方法がとられることがある。目覚めている状態では取り切れないそのような苦痛に苦しむ患者さんにこの鎮静をおこなうと、苦痛からは解放されるが、その代償として、意識レベルが低下するため、会話をすることが難しくなる。そして、そのまま、最期を迎える可能性が高くなる。苦痛は緩和されるが、コミュニケーションを犠牲にすることが前提の医療なのだ。

日本緩和医療学会が作成した「苦痛緩和のための鎮静に関するガイドライン」（二〇一〇年版）の冒頭には次のように記述されている。

「一部のがん患者は、意識を保つことを前提とした緩和ケアでは緩和することができない苦痛を体験する。鎮静は、こういった緩和困難な苦痛に対する手段の一つであるが、医師、あるいは、施設による施行率に大きな差があり、緩和ケアの経験や考え方が施行に影響している。鎮静が過剰におこなわれた場合、意識を低下させずに緩和され得る苦痛をもった患者に不必要な意識低下をもたらすという好ましくない現象が生じる。一方、鎮静によってしか緩和されない苦痛をもった患者に鎮静が適用されなかった場合、患者は不必要な苦痛を強いられることになる。特に、深い持続的な鎮静は患者・家族に与える影響が大きい」

八年ほど前に作られたガイドラインではあるが、このガイドラインには、鎮静のリスクやメリット・デメリットをそれぞれ説明したうえで患者さんの状況を見極めておこなわれることが望ましいとあり、判断のための指標も書かれている。このガイドラインに従えば苦痛緩和の技量が低い医療機関では、患者さんが目覚めた状態での苦痛を緩和することができないために、もはや限界と、この深い持続的鎮静をおこなう鎮静率が高くなる可能性がある。

深い持続的鎮静を開始すると、目を覚ますことなく、だいたい七二時間以内に息を引きとることが多い。その様子は、最期は苦しむことはなく、眠るように亡くなった、と描写されることもある。また、一度開始されるとほとんどの場合、亡くなるまでずっと続けられることにもなる。その鎮静が必要な人が直面している苦痛は、病状の悪化によるものであるため、時とともにその苦痛が増悪することはあっても、改善することはないからだ。

ところで、病棟では、この深い持続的鎮静が安易におこなわれてはいないだろうか、という警鐘もある。というのも、ホスピス病棟、一般病棟も含め、病棟での鎮静の率が在宅に比し高いからである。施設によっては、終末期がん患者の五割以上に対しておこなっているところもある（「苦痛緩和のための鎮静に関するガイドライン」（二〇一〇年版））。ちなみにケアタウン小平クリニックでの持続的鎮静施行率は一〇％に満たない。

病院システムの限界

ここから見えてくるのは、病院というシステムの限界である。

病棟では、夜間は数少ない看護師が多くの患者を看護しなければならないことが多い。夜中に苦しんでいる人がいたり、せん妄といって不穏な言動を起こす人がいても、看護師の手は限られている。患者さん一人ひとりにつきっきりで対処できるわけではない。

在宅であれば、家族が患者さんの状況に応じた見守り方をすることができる。患者さんが苦痛を感じているときに身体をさするとか、夜、なかなか眠れないときに、一緒につきあい、不安な時間をともにすることもできる。せん妄を起こしているときでも、そういう状態だとわかっていれば、せん妄用の治療薬を使うこともできるが、あえて薬を使わないことも可能である。

しかしながら、多くの患者さんを数少ない夜勤看護師が看護する病院では、前述したように、それは望めない。病棟での鎮静率の高さが物語るのは、病棟でおこなわれる鎮静は必ずしも患者さんの苦痛緩和のためだけではないということでもある。限られた勤務者の負担を増大させずに病棟を管理し、安全を保つためには、仕方のないことといえるかもしれない。だからこそ、在宅の柔軟性がものを言うと考えたい。この鎮静に関しては病院と在宅における症状コントロールのちがいが如実にあらわれる例とも言える。

病棟では医師の指示のもとに看護師が判断して対処するが、在宅での判断の主体、最終決定者は、本人と家族である。そのため、病棟で標準的におこなわれる医療は在宅にはなじまないことも稀ではない。

ところで、ガイドラインにそってメリット、デメリットがきちんと理解されたうえで、患者である本人が選択していくというプロセスがきちんととられていても、その鎮静は本当に必要か、と問いかける視点はつねに必要である。そのためにも、その時点での最新の適切な症状コントロールがなされているかどうかも、つねに評価される必要がある。適切な症状コントロールがなされていても改善困難な苦痛症状があるような場合で、深い持続的鎮静を必要とする場合には、身体的状況から考えて、残りは日の単位しか残されていない状況が多いことはすでに述べたとおりである。その状況で本人から「苦しいからなんとかしてほしい」という訴えがあれば深い持続的な鎮静の適応について検討しなければならないが、一方で、「安楽死とどうちがうのだろうか」と悩む医師もいるという。だが、オランダなどでおこなわれている安楽死は、致死的薬物を使用し、施行者の目前での患者の死を意図しておこなう行為であり、わが国では殺人である。ガイドラインに示されている深い持続的鎮静の目的は、覚醒した状態では改善困難な苦痛の緩和であり、決して、その場での死を意図したものではない。オランダなどでおこなわれている安楽死とは明確に異なるのである。

家族の時間がもたらしたもの

七〇代後半の女性の話である。婦人科の末期がんと診断されたが、同居している長女の介護を受けながら、自宅で療養していた。病巣からの出血も続き、病状は次第に悪化し、衰弱も進んでいた。そして、夜になると「せん妄」を起こすようになった。せん妄対策もおこなっていたが、ある日のこと、せん妄中の彼女に対して、介護で疲れ切っていた長女は、思わず「いい加減にして！」と怒鳴りつけてしまったという。翌日診察に訪れると、長女は一番苦しんでいるはずの母にひどいことを言ってしまったと、非常に落ち込んでいた。

そのような状況に対して、われわれ医師は、さらにせん妄対策のための薬剤を用意し、本人の深い睡眠の確保と、長女の介護疲れを軽減させる提案をした。もちろん、出血は続いていたので、急変の可能性についても、すでに説明はしていた。

翌日、訪問診療の際に、その効果を尋ねたところ、彼女は、われわれが用意した薬剤を使用していなかった。

そして次のように語ってくれた。「もし、母親が、睡眠中に急変して、そのまま亡くなってしまうようなことがあったら、母親にかけた最期の言葉が、私の怒声になってしまう。そんなの、耐えられないと思ったのです。なんとしても謝りたかったんです。だから、昨夜は、お薬は使わず、一晩つき合おうと覚悟したんです。そして、怒声を浴びせてしまったことを謝りました。母が疲れて自然に眠るまで、母が丹精込めて育てていた庭の草花の写真を見せたり、今までの思い出など、いっぱい話しました」と。

その話を聞いた僕は安堵しながら、もしせん妄を抑え込むことを優先して鎮静剤を使っていたら、たぶんその時間は出現しなかっただろうと思った。家族の在宅での介護負担を減らしつつ、生活を継続していけるように、予測される苦痛症状に対処する事前準備さえしておけば、そのときの様子によって、その薬を使うか使わないかの判断は家族にゆだねられる。患者さんのそのときの状況にもよるだろうが、家族の判断で、今日は薬を使わないで一晩つき合おうという選択ができることは、在宅ならではのことであり、最期の時間を過ごすうえで大切なことだろう。

どんな場面でも、その場面には意味がある。残り時間が限られた患者さんとその家族にとっては、ひとつひとつの場面はそれぞれがさまざまな意味合いをもっている。夜はなんとしても眠らなくてはいけない、そのために夜間のせん妄をなんとかして抑え込もうという思いにとらわれていたら、娘さんが母に謝る場面はやってこなかっただろう。

そしておそらく、ルーティン化された医療のシステムの中では、このエピソードは生まれず、そのまま対処すべき夜間せん妄ということになってしまっていただろう。この時間がもてたことは、在宅ならではのよさが発揮されたということだ。もし怒鳴りつけたまま亡くなってしまっていたら娘さんは一生後悔しただろう。在宅という空間だったことで、それが回避されたというエピソードである。

最期の時間は、残念ながら長くは続かない。患者さん自身の体調、体力も日に日に変化していく。先の見えた介護だったので、見守れるという気持ちになれたという人も多い。実際、この話の娘さんも、その日を境に、「こういうかたちだったら最期まで見守れる」という自信をもったようだった。

「いい時間を過ごせましたね」と言うと、彼女も「いい時間でした」と実感を込めて答えてくれた。じゃあ、今日の夜は？　と聞くと、「今夜は休みたい」と彼女は笑った。

いま、この場面を生きるのは誰か

適切におこなわれれば鎮静は医療行為である。しかし、会話を犠牲にする医療行為である。そのことをきちんと本人に説明せず、医療側と家族だけで鎮静の開始が合意されることもある。そのような場合には、家族には苦痛から解放されたという安堵感と同時に、もしこれが最期の会話になるということを本人がわかっていたら、何か言いたいことがあったかもしれない、という後悔も生じるだろう。そのときは最善の選択だと信じていたが、本当にこの選択でよかったのだろうかと、あとあとまで家族が葛藤しつづけることになるのだ。

僕も深い持続的鎮静が必要な患者さんがいることは知っている。そう多くはないが、われわれも在宅で持続的鎮静をおこなっている。だが、結果的にそれを選択せざるを得ないとしても、事前に起こりうることを予期し、可能な限り本人を含めて家族と話し合っておくというきちんとしたプロセスを踏みさえすれば、納得のいかないかたちでの最期の場面は避けることができると思う。

鎮静には、持続的な深い鎮静のほかに、間欠的鎮静という持続的鎮静の前段階で検討される方法がある。目覚めることを前提にするものだ。鎮静を選択する場合にしても、まずはこの間欠的鎮静から始めることが原則である。

しかし、次第に目覚めているだけで苦しいという状況がやってくると、本人から「もうずっと眠っていたい」と訴えられることがある。そういったときでも間欠的鎮静というプロセスをたどっていれば、「目覚めることを前提にしない深い持続的鎮静という方法もありますが、会話はできなくなってしまいます。それでもよろしいですか」という説明が可能になる。また、そのプロセスは家族も理解しているので、この状況になってしまったら、深い持続的鎮静もやむを得ないと、納得することができる。結果として「これが最後の会話になってしまいます。大切な話はしてくださいね」という説明が可能になるのである。このプロセスこそが、亡くなっていく人にとっては穏やかな幕の閉じ方につながるものだし、残された人たちにとっても、より悔いの少ない看取りにつながるものなのだ。

先述もしたが、緩和ケア病棟や病院の中で少なからぬ人々が深い持続的鎮静の後に亡くなっている状況に異議を唱える人もいる。在宅ホスピス医の大岩孝司氏は著書『その鎮静、ほんとうに必要ですか——がん終末期の緩和ケアを考える』（共著、中外医学社、二〇一四）のなかで疑問を投げかける。

しばしば鎮静の対象になるせん妄にもちゃんとストーリーがあり、なぜその人がそういう動きをするのか、そこにはそれなりの理由があるというのだ。その理由を関係者が理解できれば、鎮静剤を使わなくてもせん妄は落ち着いてくるということを、大岩氏はご自身の経験から説く。その理由をきちんと患者さんに丁寧に確認していけば、自分のことを受け入れてもらえた、わかってもらえた、という安心につながり、結果的に、患者さんの行動が落ち着くことがあるという。

たとえば夜中にトイレに行きたくなった。でもそれをうまく伝えられない。もぞもぞと動く。すると家族は危ないから動いちゃだめ、と言う。患者さんは、ただトイレに行きたいだけだった。

あるいは、コミュニケーションができないほどに容態の悪い患者さんが、じっとしていられなくなって、唸《うな》りながらベッドから起き上がろうとしていたという。しかし、筋力が弱っているので、なかなか起き上がれずに、同じ動作を繰り返していた。通常であれば、まわりの家族は何か苦痛症状が起きているのではないかと心配して、「先生、つらそうだから、なんとかしてあげてください」と医療者に訴えることになる。本人はただ起き上がりたかっただけなのかもしれないのに、じゃあ鎮静剤を使って眠ってもらいましょう、という話になりかねない。現にこのケースでは、薬を使わず、まわりが手を貸してちゃんと座らせてあげたら、それだけで落ち着いたのだという。

そんなふうに、他の人からするとせん妄、興奮して暴れているように見える状況、一見わけがわからないような状況にも、ストーリーがあるという見方をしていけば、せん妄に対して鎮静をおこなわなくてもいいのではないかという大岩医師の提案には、一理も二理もあるように思う。

目の前に苦痛を感じているように見える患者さんがいたら、医療者は薬を使うという方法をまず考えてしまいがちだが、その行為がなぜ起きているかということを丁寧に確認していくと、理由がわかって、薬剤を使用しなくとも解決できることもある、ということだ。前述のケースでは、「起きあがりたいの？」と確認すれば済んだ話だったかもしれない。

先ほどの場面が、仮に病院で起こったことを考えてみよう。苦しがっているように見える状況に看護師が対応するとしたら、結局薬で落ち着かせるという処置になるのは、病院のシステムでは仕方がないことである。「先生、どうしましょう」「そうだね、じゃあ指示してあったあの薬使って、少し眠ってもらったら」となることが多いだろう。

また前述したことと同様に起こりうる問題としては、動けないほどの病状の患者さんが急に動こうとするなど、まわりから見れば不穏な行動の原因には、排泄の問題が絡んでいることも稀ではない。そのことを家族が知っておくのは大切なことだろう。

もし急に動き出したりして心配になったら、おむつをしている患者さんの場合には、まずおむつを確認すること、もし汚れていたら替えること。替えただけで落ち着く人もいるし、あるいは便が出そうだけど出なくて、それで落ち着きがなくなっているのかもしれない。いずれにしても、このことを知らなければ、単に排泄の問題だったのに、苦しそうだから鎮静剤を使おう、あるいは、救急車を呼ぼう、となってしまいかねない。

繰り返しになるが、在宅では、患者さんと家族がその場を管理する主体なのである。家のよさを最大限に生かせるように、病気の変化や症状以外にも、生きている以上は必ずある排泄のことなども知っておく必要はある。そういうことが起きうることを家族にもあらかじめ説明しておけば、ちょっとした気づきとケアだけで、薬を使わずに落ち着きを取り戻せることもあるのである。

わが国のがん医療の課題

以前は、がん治療、特に化学療法は、その効果や副作用の問題で、それなりの時期に治療は限界と考えられたため、患者さんもご家族も、その後の自分たちの現状に向き合い、より納得できる生と死を求めながら生きる時間があったように思う。

しかし、最近では、分子標的薬の登場や、副作用対策の改善により、治療継続の選択肢が増え、結果、治療の限界即命の限界のごとき状況が生まれている。患者さんやご家族が、人生の最終章をしっかりと生きる時間をもてないままに、死に直面することが、目立ってきたのである。

このような状況が生じてきたのは、選択肢が増えた結果、以前であれば、もはやこれまでと考えざるを得なかった治療の、次の治療法を治療医が提示できるようになったからでもあり、一方、わらにもすがる思いの患者さんやご家族は、その治療法に治癒の希望を託しつづけるからでもある。

しかしながら、進行・再発固形がんの場合、抗がん剤によって治癒することはまず難しく、治療は基本的には延命が目的である。どの程度の延命かといえば、長くて数年、多くは数カ月だが、ときには縮命することもある。

自分がどうなるのかは、まさに個人差があるので、やってみなければわからない。少しでも長生きしたいし、奇跡的な治癒への希望をもつことも自然なことである。だから、右記の現実を踏まえつつ、まずは抗がん剤治療を開始することは、多くの人にとって自然なことだと思う。

延命された時間をどう生きるか

だが、基本的にがん医療はすべて延命医療であることを念頭に置いたほうがよい。たとえば、がんが見つかり、手術などの治療によって治癒する人も多いが、しかし治癒したとしても、それはがんによる早い死を免れただけで、いずれ、死は必然のものとして来る。

とすれば、抗がん剤治療も含めたがん医療を受ける患者さんの主題は、「治療によって延命された時間をどう生きるのか」のはずではないのか。どう生きるのかという根本が語られずに、あるいは顧みられずに、提示された治療を受けつづけるうちに、治療そのものが目的化されてしまう。結果的に、繰り返すことのできない大切な時間が、治療の中に埋没し、そして、ある日、治療医から、突然のように治療の限界を告げられ、まもなく死を迎えることになるのである。

実際、僕が在宅で診ている患者さんたちの約半数は、在宅ホスピスケアを開始してから亡くなるまで、一カ月も時間がない。ぎりぎりまで医療を受けてしまい、治療の限界と言われてから、亡くなるまでが非常に早いのである。

前述したようながん医療の現実を知ったうえで、限界まで治療を続けたいという選択も、その現実を踏まえてどう生きるのかという、生き方の一つである。

しかし、そのような現実なのであれば、治療を選択しないという生き方もあるはずだ。それもまた、病状の悪化による現実を受けとめつつ、死までの時を、どう生きるのかという生き方の一つだろう。その場合であっても、病状悪化による衰弱とその後の死は避けられないが、苦痛症状などは、適切な緩和ケアで改善可能である。

延命治療としての抗がん剤治療を受けなければ、その後の時間は治療を受けた場合よりも短い可能性も高いが、少なくとも治療の枠組みにとらわれない生き方をすることが可能だ。

仮に治療を受けて数カ月延命したとしても、その数カ月が自分らしく過ごせない時間だったらどうなのだろう。

どちらの生き方が自分にふさわしいのか、いつか自分が、その場面に遭遇した場合を想定し、じっくり考えてみてはいかがだろうか。

がん医療に携わる専門家は、新しい治療法や新薬によって、患者さんの命が従来よりも数カ月延命できれば、それを医学の進歩だと考える。

だが、その数カ月の延命された時間の主人公は、当然、患者さんである。しかし、患者さんが、その延命された時間を、自分らしく生きることができなかったら、本当の意味での医学の進歩とは言えないのではないかと、僕は思う。

この問題は、化学療法をすすめる側も考えなくてはならない。今の医療では、抗がん剤はファースト・ラインと呼ばれる標準治療が最初に提案される。それが、現状では一番効果があるといわれているものでもある。やがて限界が来ると、次はセカンド・ライン、サード・ラインと続いて、ファースト・ラインよりも効果は低いが、まだ延命効果が期待されると考えられている治療法が提案されていく。

だが、奇跡的な治癒への希望を抱く患者さんや家族からすれば、次の手立てを提示されれば、治るかもしれないと思ってしまうのは無理もないことである。治療法があるならば、なんとかなるほうに賭けたいと思うのが人間だ。しかし実際には、次の手立てになればなるほど、その効果には限界がある。言い換えれば、限界が近づいてきているということなのである。

次の手立てについて、奥の手が出てきたと期待しがちだが、残念ながらそれはがん医療の現実を考えれば難しい。希望にすがったまま、ある日突然、「残念ながら限界です」と告げられる。そして、そこから亡くなるまでの期間はとても短いことが多いことはすでに述べたとおりである。

治療を受けなければよかった

以前、在宅でのホスピスケアを始めてから一週間ぐらいで亡くなった男性患者さんがいた。初めてその患者さんの自宅を訪問した日、本人からこれまでの経過やその時点での苦痛症状や日常生活の状況、さらには病状認識などを聞いたり、これから先、すなわち病状悪化時に対する本人の意向確認などもして、一時間ぐらい滞在した。話の中で彼が「こんなことなら、あの治療、受けなきゃよかった」とつぶやいたのが印象に残った。

われわれが辞去するときに、駐車場まで彼の息子さんが見送ってくれた。その道すがら「病気になってからこの在宅が始まるまでのあいだ、何回も病院に通って治療を受けてきましたけれど、その治療を受けているあいだのお医者さんとの会話、全部を合わせても、今日より短かったです。今日、あれだけゆっくりと先生が話を聞いてくれて、それだけで本当に救われました」と頭を下げられた。

クリニックへ帰る車の中で、僕もあらためて現在の患者さんたちが置かれている状況に思いを馳せないわけにはいかなかった。治療を開始してから何カ月も経っているのに、今日までの時間を全部合わせても、医師と話した時間は一時間にも満たなかったということである。忙しい外来でちょっと説明して次の治療のスケジュールを伝えて……を繰り返し、やがてその治療の限界が来たら、「じゃあ次、こういうのがありますけどどうしますか」と別の治療法が示されていく。患者さんは言われるがまま、「お願いします」とすがりつく。それがごく短時間のあいだに、流れ作業のように進められてきたのだろうなと想像ができた。

病状も悪化し、時間も限られた患者さんから、しみじみと「こんなことだったら、治療を受けなければよかった」などと後悔の言葉を聞くと、もう少し丁寧な説明があったならば、別の選択肢もあったのではないかと、心が痛む。

これは、医師ひとりの問題ではなく、病院という体制の問題でもあるのだと思う。一歩踏み込んだ説明をするほどのゆとりが、現在の病院システムのなかにはないのだ。高齢社会でますます患者さんは増える一方である。そうすると、さらに一人ひとりに割かれる時間は少なくなるだろう。しかも、時間の限られるなかで、患者さんのこの先の人生を決定づけるような話を進めていくのは、非常に困難が伴うことである。事実をただ告げるのではなく、言葉を選びながら、患者さんの様子もうかがいながら、慎重に、誠実に話をしなければならないが、それは現状の病院のシステムではたしかに難しいことだろう。

しかし、難しいことはわかっているが、われわれが取り組んできたホスピスケアでは、まさにそこがもっとも大切なところなのだ。つまり、どんな状況にあっても、精一杯、人間らしく尊厳をもって生きていただくためには、現実に基づいて起こりうる可能性についてきちんと説明をする。そしてその現実を踏まえて患者さんはどのように生きたいと考えているかを確認する。心身の困難を抱えつつ限られた時間を生きる患者さんが主人公でいられるためには、そこが一番重要なポイントであるからだ。

こうした状況における一つの可能性が、がんカフェやがん患者サロンといった取り組みである。そこでは専門家も参加して、患者さん同士の交流や、情報交換がおこなわれる。同じような療養状況にある人たちが互いの悩みをわかち合い、少しずつ視野が広がっていく。自分の中だけで視野狭窄になっていた世界が開けていき、病気を抱えつつも、今という時間をどう生きるのか、考えるヒントが得られるかもしれない。

代替医療という選択肢

通常の医療ではもう限界で、何をしても難しいと言われた人のなかには、医療保険が利かない、一回の治療に何十万もかかるような代替医療をどうしてもやりたい、と希望する人もいる。「抗がん剤は副作用も強かったからもうやりたくないけど、免疫療法はまだ試していきたい。でも、そういったクリニックは、基本的に外来は日中だけで、訪問診療や往診はやっていないから、日常的な問題が起こったときには先生に診てほしいんです」と言って、代替医療を受けつつ、在宅でのホスピスケアに入る人もいる。

できることはとことんやりたい、残り時間をそれに賭けたいと患者さんが希望するのなら、その価値観、判断は尊重されるべきだと僕は思っている。「よくならないことはわかっています。でもできるだけ今の状態が少しでも長く続いてほしいから、もう少しがんばりたいんです」という思いは、受けとめたいからだ。

「だめだったけど、これだけやったんだから、もう満足です」と、精一杯やり尽くしたんだという最終的な納得につながれば、それはその人にとっては意味のあることだと思う。

ただ、それが人生最期の大切な時間に向き合う機会を奪うことになってはならないとも考える。だから、僕は、たとえば「今受けている免疫療法が効果を発揮してくれたらいいですね」と言いながら、「でもやっぱり、病気の性質とか今の経過を考えると、思うようにいかないことも想定しておく必要がありますよね」ということも欠かさずに話をする。つまり、その方たちのもっている希望を、「うまくいったらいいですね」と肯定しつつも、もう一方では、「でも、思うようにならないこともありますよね」と添える。そして「もし、病状が思うようにならなくて、このまま悪化していくようなことがあったとしたならば、どうしたいですか」と聞く。

すると、「もし、病状が改善しないなら、家にいたい」とか、「家族に迷惑をかけたくないのでホスピスに入りたい」と、自分の思いを語ってくださることも多い。そこで僕は「病状が改善すれば、それがベスト。でも、思うようにいかなかったとしても、あなたの思いに応えられるよう応援します」というふうに話が展開できる。患者さんも両方の可能性を想定できるので「悪い場合にも、一応備えてくださいね」「病状が改善しなかったとしても悔いがないように、いろいろな大切なことはなさっておいたほうがいいですよ」ということを、現実をもとに話すことができるのである。そうすることで、患者さんも、最期の時間の過ごし方を考えることができるだろう。いずれにせよ、どう生きるかは本人の価値判断にゆだねられる。ここが一番のポイントで、最終的な判断を、患者さん自らがくだすことが大切なのだ。

人生、満足して終えられたらどんなによいだろうとは思うが、困難な状況に直面してしまったら、なかなか「満足」で終えることは難しいかもしれない。しかし、満足まではいかなくとも、「納得」だったら、誰でも到達可能なゴールなのではないだろうか。

四〇代後半、二人の小学生の子をもつ、働き盛りの父親だった。進行がんで抗がん剤治療をおこなっていたが、体調が悪化したという理由でいったん治療は中断して、われわれが在宅での訪問診療を行うことになった。

初診往診時の問診で、一通りの病状の確認後、今後どのように過ごしたいかをたずねたときだった。彼はためらわずに「今は体調がよくないので抗がん剤はしばらく休むことになりました。体調が戻ったらもう一回チャレンジしたいと思っています」ときっぱりと答えてくれた。

その後、彼を診察したが、治療医からの診療情報を踏まえれば、体調の悪化は、一時的なものではなく、病状そのものの悪化であり、体調の回復は難しいと思われた。

だが、彼の希望は体調を整えてまた抗がん剤治療をがんばりたいということである。子どももまだ小さいので、彼の気持ちは痛いほど理解できる。僕は彼の希望を聞き入れたうえで、今後定期的に訪問し、苦痛症状などの緩和に、二四時間対応で取り組む約束をした。そして僕はいつものように「体調が回復し、もう一度治療を受けられれば、それが一番です。でも、医者の立場からはいろいろな可能性を考えておく必要があります。この先、状況が思わしくいかないこともあり得ます。そのことも考えて、これからの時間を過ごしてくださいね」とアドバイスした。彼はわかりましたと言いながらも「でも、とにかく私はもう一回がんばってみたいんです」と訴えた。

しかし、病状は予測通り日ごとに悪化していった。訪問診療開始後まもなく自力でトイレに行くことも難しくなってしまった。病状的には残された時間は、もはや週の単位ではないかと思われた。そして、そのことは彼の奥さんには伝えておいた。

そのような状況の、ある日のことだった。いつものように彼を診察していると、突然のように彼が「先生、私はあとどのくらい生きられますか」と尋ねてきた。「とにかく、もう一回抗がん剤にチャレンジしたい」と言っていた彼の口からである。彼も、自分の体調の変化は感じていたのだ。

「今のご体調から、そうお考えになるのですね」と確認すると、彼は「そうです」と答えた。「今までがんばってこられましたが、残念ながら、あまり時間はありません」と僕は言った。そして、今後は、苦痛症状がさらに増してくる可能性と、その場合には、苦痛を和らげるために、少し眠くなる薬を使わざるを得ないこともあること。それを使うと苦痛を和らげることはできるが、会話をすることや、集中してものを考えたり判断することが難しくなる可能性があることなどを説明した。彼は、黙って聞いていた。僕は続けた。「ですから、お子さんたちに、お父さんとしての思いをお伝えしていただいたほうがいいと思います。そして、おそらく、今日がラストチャンスです」と告げると、彼は静かに「わかりました」と答えた。

後日、彼の奥さんから、彼がその日の夜、子どもたちをベッドのそばに呼んで、「お父さんがいまから話すことをよく聞くんだよ」と話をし、厳しい現実の話や、自分がまもなく死んでいくことなどを話したということだった。そして、ふだん兄弟げんかばかりしている二人に「お父さんがいなくなっても、仲よくやるんだよ」と父親としての思いを伝えたのだという。

そして、奥さんは、「実は主人は、先生にお尋ねするよりももっと前から、『あとどのくらいなのかな』って私に言ってたんです」と打ち明けてくれた。つまり、体調を整えて再チャレンジしたいという希望をわれわれには伝えていたが、一方で自身は自分の身体の変化をもっと早くから感じていて、奥さんにだけは胸のうちを明かしていたのである。彼が「あとどのくらい生きられますか」という問いかけをしてくれたのはだいぶ悪くなってからだったが、その言葉を僕にあらためて投げかけてくれたことで、彼の意思を確認でき、僕も「ラストチャンスだから自分の思いをきちんと伝えてください」という話をすることができたのである。

実際、彼はその翌日からはほとんど話をすることも難しくなってしまったので、奥さんは「子どもたちときちんと話をする機会をもてて、最期に本当にいい時間を過ごすことができました」と涙をにじませながら話してくれた。

人生を肯定できるかどうか

結局のところ、人生を生きていく秘訣は「納得」なのではないかと思う。納得したから幸せだったとはいえないかもしれないが、少なくとも納得できない人生は不幸だと思う。つらかった、苦しかった、でもこれは自分の生きてきた人生だ、という納得。いろいろうまくいかなかったけど、できることは精一杯やった、という納得。納得とは、言い換えれば自分の人生を肯定することでもある。

さまざまな困難が待ち受けるが、自分では変えられない大きな力に抗《あらが》って絶望するのではなく、どんな状況も自分が納得いくような方向に考え方を変えられれば、人生を肯定でき、苦悩も変容するかもしれない。

これらの納得という考え方を、患者さんを中心にまわりの人とも共有できれば、よい最期の時間の過ごし方ができたといえるのではないかと思う。

病院でもう限界と言われて僕のところに来て、なかばあきらめに近い、突き放された思いをもっている方もいる。ただどんな状況にある人にも、僕らの役割は、「これからの日々も、今までどおり、あなたの人生です。この先も納得できる人生を過ごしていただきたいので、まずは今の現実を共有しましょう」というところから始まるのだ。

生きてきたことに納得できるということは、最後まで尊厳をもって生きられたということでもあるだろう。

なんとかがんばりましょう、と言われて、途中で、やっぱり限界がきました、と言われるよりは、限界は知っているけれど、その中で精一杯納得できる時間を生きることができれば、より豊かな人生といえるのではないだろうか。

そのためにも医療現場では、目先の治療のことだけではなく、治ることは難しいけれど、だからこそ、大切な時間を、大切なことに使ってください、というメッセージも発してもらいたいと僕は願う。

II　ひとりの人と向き合って

医者になりたい

話はかなり遡るが、少し僕自身のことについて振り返りたい。僕の父は教師だった。父の異動に伴う引っ越しが多かった僕が小学六年生から中学二年生までを過ごしたのは、福島県のとある村だった。そこは、あの未曾有の二〇一一年三月一一日の東日本大震災の津波による福島第一原発事故で全村避難を余儀なくされた地域でもある。四方を山に囲まれたその村は、農業と炭焼きを生業としている家も多く、貧困な家庭も多かった。そんななか父は、その村の中学校で校長をしていた。

その昔、学校の教師といえば地域で一目置かれる存在だった。それが校長ともなり、その息子が僕となると、その中学校は、僕にとっては落ち着かない居心地の悪い場所でしかなかった。

僕の通った中学校には給食はなく、めいめい弁当を持参するのだが、おかずは漬物一品という家庭はざらにあった。母親が作ってくれた僕の弁当には毎日欠かさず複数のおかずが入っていたが、かたや隣の席では、ご飯に水をかけて食べている。そういったまわりとのギャップが、中学生の僕には耐えがたいものだった。弁当を包んでいた新聞紙で隠しながらこそこそと卵焼きをほおばった、ほろ苦い記憶が今でも消えない。

学校の成績に関していえば、音楽や体育といったあまり得意とはいえない教科まで五段階評価の「5」がつき、つねに校長である父親の影響下にあることを感じずにはいられなかったのである。

学校での父親と家庭での父親とのギャップを間近に見ざるを得ない僕は、自然と父に反発した。そして、「教師にだけはなるまい」と誓い、「中学を卒業したら家出してやる」と心ひそかに決意していた。当時の中学生の多くは、卒業すると高校へは進学せずに集団就職というかたちで都会に出て行った。つまり、中学さえ卒業すれば、仕事につき、食べていける時代だったのである。そして「いつか村を取り囲む山を越えて東京に行きたい」というあこがれを募らせていった。

しかし、父親の転勤で別の中学校で三年生を迎えた僕は、中学を卒業しても結局、家出はしなかった。高校へ進学し、いずれは建築家になろうという漠然とした夢をもつようになったからだ。そして、バスを二つ乗り換えた先の郡山市にある、福島県立安積高校に進学した。通学に片道二時間近く要していたので、受験に備え勉強時間を増やすために、高校三年を前に、高校の近くに下宿した。そして、三年生の夏、一九六六年のことだったが、建築家という漠然とした夢を思い描きながら、受験に向けた補習授業を受けるため、帰省せず、その下宿屋にいた。

それは、八月の初め、真夏の晴れた日の朝のことだった。その日の朝食時、たまたま手にした朝刊の記事に目を奪われた。それは「アザラシ肢症」という、先天的に四肢に障害をもった子どもたちの手術のために、外国から整形外科医が来日したという記事であった。その子どもたちは、睡眠剤「サリドマイド」を服用した母親から産まれた。薬害だったのだ。

薬害に対する義憤、罪なき子どもたちが背負った悲運、そして、そのために海外から専門医が来て手術するという記事を、胸が熱くなる思いで読んだ。そしてその日、僕は整形外科医になる決意をした。

夏休み明けの新学期、担任教師に「医者になりたい」と進路を変える決意を伝えた。すでに高校三年の夏である。担任は驚きながら、「浪人する気はあるんだろうな?」と僕を見つめた。僕は「あります」とはっきりと決意を込めて答えた。その年の秋には年が九つ離れた兄の結婚式があった。親戚が一堂に会した祝いの席で、僕は「医者を目指します」と宣言した。結局、二浪することになったが、決意は揺るがなかった。

今思えば、僕には何か新しいことを始めようとするとき、周囲に宣言するという癖があるらしい。自分で決めたことはやり抜く、突き進む。退路を断つという意味もあるだろうし、自分自身に強い決意を言い聞かせようという意味もあるのかもしれない。

その後、二浪して千葉大学医学部へ入った。が、当時の大学紛争の混乱のなかで、一年間留年し、七年をかけてなんとか卒業したのだが、大学紛争のなかで揺れ動いたさまざまな価値観のなかで、整形外科医として、障害のある人々の手術に取り組み、少しでも健常者に近づいてもらおうという、高三の夏の決意は崩れていた。

障害は手術で改善できるものもあるだろうが、難しい場合もあるだろう。もとより、障害の有無にかかわらず、人は尊厳ある人として生きているはず。

だとすれば、障害のある人を、少しでも健常者に近づけてあげようという、僕の整形外科医になろうとした決意は、傲慢な考えだったのではないか、と思うようになっていた。だが、その結果として、それまで見えていた明確な生きる目標を見失うことになってしまったのだ。

それでも、僕はこれからを生きて行かなくてはならない。これから先、どんな時代が待ち受けているかわからない。動乱の時代になるかもしれない。であれば、戦乱時にも、活躍できる外科医になろうと考えた。そして、千葉大学病院の第一外科の医局に入局し、外科医としての一歩を踏み出した。

生きる目標の模索

ただし、外科医として生きるという方向性は定まったものの、外科医としてどう生きるのかという明確な目標はもてないままだった。大学を卒業して外科医になってからも、自分の居場所が見当たらないというもどかしい思いは依然として残っていた。

外科医は技術を覚える仕事でもあるから、時が経てばある程度のレベルまでは自ずとたどり着く。だから、生きていくための外科医としての仕事はそれなりにできていた。

だが「何のために生きていくのか」という肝心な部分はまだ、霧の中だった。大学病院の医局に所属していると、関連病院に一年交代で出張するのが慣例だったが、出張した先でも、ふと診療の合間に窓の外を見ては、「ここは自分の居場所じゃない」という思いにとらわれながら仕事をする日々だった。

さらに、大学病院の役割というものも考えなければならなかった。「診療」と「研究」と「教育」である。大学病院に残るということは、なにがしかの医学的研究を求められることでもあった。そして、多くの医師は、医学博士号を取ることになる。

だが僕は、学生運動を通して、医局民主化運動の一環として、学位付与の権限をもつ教授の権力を減じるためには「医学博士号を取らなければいい」という考えをもって運動をしている先輩たちに共鳴していた。だから僕は、医学博士号は取らないと決めていた。学位が必要でない者にとっては、大学病院はずっといても仕方のない場所だった。

考え抜いた末に、僕は大学病院を辞めて地域の第一線病院で仕事をする決意をかためた。そして、多忙な第一線病院での実臨床に携わる前に、学生時代からのあこがれであった船医をしてみたいと考えた。ちなみに、船医へのあこがれをもつようになったのは、学生時代、北杜夫の『どくとるマンボウ航海記』を読んでからである。船医は、無料どころか給料までいただいて、世界旅行できるのである。楽しいに決まっている。

さっそく仕事を探しはじめた。まったく当てはなかったので、電話帳で船舶会社を調べ、片っ端から電話をかけてみることにした。

客船や貨物船の会社からは「船医は要らない」と門前払いされたが、ある漁業会社にコンタクトを取ったところ、先方から会って話をしたいと言われた。その漁業会社の仕事の一つに北洋でサケ・マスをとるために、母船式の船団を組んでいく漁があった。水揚げされたサケ・マスを加工・貯蔵する一万トンの母船と、実際に漁をする一〇〇トンクラスの漁船五〇隻の船団で働く人々は、合わせて千人規模だった。そのため、出漁するためには、どうしても船医が必要だ、という話だった。

千葉から東京まで担当者に会いに行くと、その人が、驚くように僕を見た。その第一声は「先生、お若いですね」というものだった。若くて心配なのかといぶかったら、「こんな若い現役の外科医が乗ることは今までになかったので」と歓迎してくれたのである。それまで、船医を募集すると、たいていは現役を引退した高齢の医師とか、何らかの不祥事を起こし、地上で医師として働くことができなくなってしまった人だったので、驚いてしまいました、ということであった。僕も必要とされてうれしくなり、すぐにその会社と契約を結んだ。

トントン拍子に話がまとまったので、僕は意気揚々と所属している医局に出向き、教授に「大学を辞めて、船に乗ります」と報告をした。当然のごとく教授は非常に驚き、相談もなしにいきなり何を言い出すんだ、と眉をつり上げた。そして出張病院から大学に帰ってきたら助手にしてやろうと思っていたのに、と言われたのである。

今度は、僕が驚く番だった。その頃は大学に所属していても無給医局員といった待遇で、ほとんどお金がもらえない状況だった。そのため、みなアルバイトをして糊口をしのいでいた。助手というのは身分が保証されるということだから、教授の申し出は願ってもない話のはずだった。

僕は教授の配慮に感謝しながらも、もう契約してしまいましたと、謝った。教授はしばらく渋い顔をしていたが、最後は「まったく、しょうがないやつだな」と認めてくれた。しかも、「行くんだったら、医局員のまま行きなさい」とも言ってくれた。「医局に所属していれば、バックグラウンドがあるから安心だろう」と。非常にうれしかった。ちなみにこの教授こそ、僕が『病院で死ぬということ』(主婦の友社)の第二刷以降のあとがきの謝辞で名前を挙げた恩師である。

運命を変えた『死ぬ瞬間』

こうして僕は船に乗ることになった。

北洋サケ・マス船団での船医の日々は、忙しかった。毎日診療があり、夜は船の乗組員と一緒に飲んだくれ、陸上にいる生活では知り得ないようなおもしろい体験もたくさんした。

しかし、船に乗るという願いは達成できたけれども、「医者としてどのように生きていくのか」という問いの答えは見出せなかった。

三カ月にわたる北洋サケ・マス船団の次に僕を待っていたのは、南極海の海底地質調査船だった。この船での出会いが僕の人生を大きく変えたことになる。

南極海底地質調査船は、サケ・マス漁の船とはまったくちがっていた。サケ・マス漁の北洋は、夏場で一日中霧に包まれているような航海だったが、南極海は穏やかに凪いでいて、澄み切った青空と氷山と濃紺の海が、眼前に広がっていた。なおかつ空気も清涼で、気温は夏場でも氷点下一、二度。甲板に出ると身も心も引き締まり、それまで味わったことのない心洗われる世界だった。

乗船している人たちも研究員が中心なので、船全体が静まりかえっているような、奇妙な静寂が漂っていた。休むことのないエンジンの音は四六時中聞こえていたが、四六時中なのでいつに間にか気にならなくなっていた。北洋ではそれなりに多忙だったが、南極海では乗組員も少ないので、仕事らしい仕事はほとんどないに等しかった。それを見越して、乗船前にふだん読む機会のない本を買い込み、僕はそれらの本を読みふけった。持ち込んだなかの一冊が、エリザベス・キューブラー・ロスの『死ぬ瞬間』であった。

その本を読んだときの衝撃をなんと表現すればよいのだろうか。自著『病院で死ぬということ』の引用で恐縮ではあるが、そのときのことを僕はこう書いた。

「…僕は読み始めて三十分もしないうちに、僕が医者になって八年もかけて得てきた幾つかの〝そういうものなのだ〟という医者としての常識が、いとも簡単にくつがえされてしまったことを、僕の胸の中に満ちてくる熱い感動の中で知ったのだった。そして、それまでは当然と思っていた幾つかの医療行為が、急激に苦い過去となっていくのを感じていた。僕はその一節を読んだあと、しばらくは先に読み進むことができなかった。その一節とは次のようなものであった。『患者がその生の終わりを住み慣れた愛する環境で過ごすことを許されるならば患者のために環境を調整することはほとんどいらない。家族は彼をよく知っているから鎮痛剤の代わりに彼の好きな一杯のブドー酒をついでやるだろう。家で作ったスープの香りは、彼の食欲を刺激し、二さじか三さじ液体がノドを通るかもしれない。それは輸血よりも彼にとっては、はるかにうれしいことではないだろうか』…当時の僕はこの一節を読み終えたとき、正直に言うと、体じゅうの血が逆流するのではないか、と思うような深い感動を受けたのだ。…そうだったのだ。そうなのだ。一人きりの船室の中を、僕はしきりにうなずきながら歩き回った」

そして、その当時の終末期における医療行為は、患者さんやご家族の意向確認もしない、医療者の自己満足でしかなかったことを知ったのだ。

それはまさに、急に窓が開いたという感じだった。「自分の生きる道が見えた」という確信を得た。もし、この本を北洋サケ・マス船団で読んでいたら、同じような感銘を受けていたかどうかわからない。静謐な南極海で感じた大いなる自然の前では、人間はなんとちっぽけな存在であるのかという自覚も、この本を素直な気持ちで受け入れることができた理由かもしれない。この本との出合いは、さまざまな条件が重なった、まさしく僕にとってのターニング・ポイントであった。

八日市場市民病院時代

一九八四年三月下船した僕は、四月から千葉県八日市場市（現・匝瑳市）市民病院で外科医として働きはじめた。そこには、その一年前とは、明らかにちがう僕がいた。

その頃のわが国の医療界では、亡くなる間際に人工呼吸や心臓マッサージなどの蘇生術をすることも、がんの告知をしないことも、当然のことであり、その是非について議論されることはほとんどない時代だった。

キューブラー・ロスによって終末期医療の大切さに目覚めた僕は、従来とはちがった視点と立場で終末期医療に取り組もうと決意した。だが、赴任したての医師が急に従来の常識を覆すようなことを主張すれば、周囲に変な医者という印象を与えてしまうだろうと思った。そこで、しばらくのあいだは、ふつうに仕事をして、ふつうの医者だと理解してもらおうと考えた。ただし、日々の臨床に携わりながら、終末期医療や死に関する文献を読みあさり、目標とすることを実現するための準備をこつこつと続けた。

そして、赴任後、八カ月ほどが過ぎ、一定の信頼を得られたかなという手応えを感じたところで、おそるおそる、まずは外科病棟の看護師たちに「終末期がん患者さんの事例カンファレンス」を提案した。看護師たちにとっても、それは新鮮な提案であり、快く受け入れてくれた。一九八五年のことである。

医療の現場にいる関係者のうち、患者さんにいちばん近い場所にいる看護師たちも、一般病棟で人生の最期を迎えようとしている、終末期がん患者さんたちの療養場面に、心を痛めていたのだ。こうして、外科病棟のなかで僕と看護師たちとの小さなカンファレンスが始まった。カンファレンスは主に日勤の仕事が終わったあとに開いていた。手術が長引き、遅くなりそうなときには、手術場から、今日のカンファレンスは中止にしようと連絡を入れると、「手術が終わるまで待っています」と応じてくれた。みな、真剣だった。カンファレンスは週一回の頻度でおこなった。

いずれはカンファレンスを病院全体に広げたいと思っていたので、看護部長に直談判し、ほかの病棟でも同じ志をもっている人がいたら参加するように伝えてほしいとお願いすると、部長は快諾してくれ、カンファレンスは病院全体の看護師に広がっていった。

病棟カンファレンスから始まって一年後の一九八六年には、病院全体の職員に呼びかけ、

第一回八日市場ターミナルケア研究会を開くことができた。医師や看護師以外の検査技師や、薬剤師や事務員、栄養士、レントゲン技師、リハビリのスタッフなど、病院のほとんどの職種が参加してくれた。月に一回、日中の仕事が終わった午後六時半から約二時間、最初の頃は「がん告知の是非」や「延命治療の是非」など、一般的な課題について、グループ討論する形式をとった。そして最後にそのグループでの討論内容を発表し合うというものだった。

医師と他の医療職は、通常は「指示する・される関係」だが、研究会では対等の関係で意見を言い合うことができる。参加者にとって新鮮な場だったと思う。

これらの取り組みは、当時の病院長も含め全体的に非常に好意的に受けとめられ、応援してもらうことができた。それまではなかった取り組みだったが、みんなやはり同じ問題意識をもっていて「なんとかしたい」と思っていたのだ。

しかし、病院の職員だけの研究会では、そこで出た結論は医療現場としての意見になってしまいかねない。そこで、外部にも働きかけ、近隣の病院や学校関係の方、保健師、宗教家と参加職種は増え、最終的には遺族の人たちも参加するようになった。取り組みが地域全体に広がっていったのである。

医療者以外の力

あるとき、五〇代の女性が僕の消化器外来を訪れた。彼女は敬虔なクリスチャンで、外来に来る前に教会の牧師さんに「もしかすると死んでしまう病気かもしれない」と打ち明けていた。検査の結果は、彼女が予感していたとおり、進行した胃がんであった。今から三〇年以上前、現在のようなCTやMRI等の検査機器のなかった時代である。病巣の広がりを術前に十分把握することは困難であった。しかし、僕は、手術がどこまでできるか不明であったが、とにかく食事がのどを通るようにはしたかった。

ところが、彼女は別の事情を抱えていた。それは、彼女の母親が寝たきりの状態で家にいたため、自分が手術をして入院ということになると、母親の世話をする人がいなくなってしまうことが気がかりだったのだ。そこで僕は、別の病棟に母親にも入院してもらうことにした。そして、胃がんに対する手術が決行された。

だが、開腹してみると、彼女のがんはもはや手術不能な状態にまで進行していることがわかった。残念ではあったが、何もできずに閉腹せざるを得なかった。彼女の死は間近に迫っていた。彼女には自分の病状についての真実を受け入れる準備があるようにも思えたので、僕は末期の胃がんであること、死期が迫っていることを伝えようと思い、彼女の娘さんに相談した。

しかし、娘さんは、その頃の多くの家族のように、本人には知らせたくないと言った。僕は悩み、彼女が病院に来る前に本心を打ち明けたという牧師さんに相談してみることにした。事情を説明すると牧師さんは「彼女には自分の病気を受け入れる準備がきっとあると思います。私は病気のことを伝えたほうがいいと思います」と助言してくれたのである。

そこで牧師さんにも参加してもらい、娘さんと僕と三人で長い時間話し合った。結果「神の国に召される前に心の準備をしていただく」ということで娘さんからも告知をする合意がとれ、彼女に真実を告げる日取りが決まった。

しかし、告知予定の当日に、思いがけず彼女の容態は急変し、危篤状態に陥ってしまった。さらにその数時間後に別の病棟に入院していた彼女の母親の容態までもが急変し、彼女と同じ危篤状態になってしまった。

付き添う家族のことも考え、僕はすぐさま親子に同じ病室に入ってもらった。そしてまもなく、母親が息を引きとった。朦朧とした意識の彼女に、その場に居合わせた牧師さんが「お母さんは無事に昇天しましたよ」と伝え、賛美歌を歌いはじめた。すると、呼びかけにも反応がないかに見えた彼女の唇が、賛美歌に合わせるようにかすかに動いた。それから数時間後、母親が亡くなった同じ病室で、クリスチャンの彼女は静かにその生涯を終えたのだ。彼女には母親を残しては自分は死ねないという気持ちが強くあったのだと思う。だが、母親の死を知った彼女は憂いなく昇天することができたのだと思えた。

結局、僕は、彼女に真実を伝えることはできなかったが、この出来事をきっかけにして、牧師さんがわれわれの研究会に参加するようになったのである。

異なる立場だからこそ

そして、また、牧師さんが加わったことが非常に有意義であると感じた出来事があった。五〇代の末期胃がんの患者さんで、独身の男性だった。

彼はもともと地元の出身者だったが、二十代の頃父親とけんかをして家を飛び出し、最終的に故郷から遠く離れた神戸に住んでいた。ところがあるとき、腹部に異常を感じて病院で検査を受けたところ胃に病気があることがわかった。主治医からは胃潰瘍という説明で手術を受けていた。しかしその後も病状は悪化を続け、担当医からは身内のいる千葉での療養をすすめられ、三〇年ぶりに故郷に戻り、彼の地元である僕の勤める病院に転院してきたのだった。その病院から僕あての紹介状には切除困難な末期の胃がんであったことが書かれていた。

本当の病名を知らされていない彼だったが、改善するどころか悪化し続ける病状に疑問をもちはじめ、医療側への不信も高まってきていた。僕は彼の兄弟たちの合意のもとに、彼にきちんとした病状説明をおこなうことにした。

僕は彼に病気は悪性のものであり、回復は難しいと思うと伝えた。まだ当時は、末期の胃がんであるとまでは言えなかったのだ。その説明は、彼が予測していた答えだったようで、特に落ち込むということはなかったが、その日以降、「治らないなら一番気持ちの落ち着く神戸に帰りたい」と口にするようになった。

それを聞いて、僕はおそらく最後になるであろう彼の希望をかなえるために、神戸に帰ってもらうことが最善なのではないかと考えた。そのことをスタッフに話してみると、みんなの気持ちも同じだった。

しかしいまひとつ心が定まらなかったので、定例の研究会で匿名性に配慮してそのことについて検討してもらうことにした。いつものようにグループごとにディスカッションしてもらったが、本人の意思を尊重するべきという意見が大方だった。僕だけでなくほとんどの参加者が、彼の希望に沿い神戸に帰ってもらうことがベストだろうと思いかけていたそのときに、「ちょっと待ってください」と牧師が手を挙げた。

牧師の意見は、なぜ患者さんが若い頃家を飛び出したのかをもう一度考えるべきではないか、というものだった。家を出た原因が父親とのけんかにあるのなら、もし父親と和解できれば、ここにいてもいいのではないか。自分に残された時間が少ないことを患者さんがわかっているのであれば、むしろ和解してここにいることを選ぶかもしれない。重病を背負いながら一人暮らしの神戸へ帰っても、大変な苦労をするだけではないか、と牧師は言うのだ。

この意見を聞いたとき、僕は目から鱗が落ちる思いだった。それは僕の視点にはまったく入っていない意見だったからだ。

数日後、僕は患者さんの兄弟に会い、彼と父親の和解を提案した。兄弟たちにも異存はなく、彼らがその場を設定することになった。別の日に、父親が息子の病室を訪れることになったのだが、父親が高齢だったこともあって、結局、言葉を交わし合っての和解というわけにはいかなかったようだ。しかし、父親も息子も、もうとっくに許し合っていたのだと思う。彼は結果的に、神戸には戻らず、そのまま僕が働いていた病院から旅立っていった。

僕はまた、あらためて医療の専門家以外の存在の重要性を実感したのである。

同様に、患者さんに対応する側も、患者さんをひとりの人として意識することで、接し方が変わるという効果もある。ターミナルケア研究会には病院のほとんどの職種に参加を呼びかけていたため、レントゲン技師や検査技師も参加していた。結果、機械的な流れ作業になりかねない検査などに従事する側が、少しでも患者さんのおかれている状況を理解したり、背景に思いを馳せることで、自然と患者さんに接する際の対応が丁寧になるという成果をもたらした。僕は研究会の意義が少しずつ、しかし確実に広がっていくことを日々肌で感じていた。

あのころの蘇生術と告知のこと

僕がキューブラー・ロスに触発されて、臨死状態になった患者さんのご家族に心臓マッサージや人工呼吸などの蘇生術の施行の有無を確認しはじめたのも、研究会を開始しはじめた頃、すなわち南極海底地質調査船から下船し、市民病院で外科医として働きはじめてから一年近く経った頃であった。以前であれば疑問にも思わず、臨終時にはすべての患者さんにおこなっていた蘇生術も、その施行の有無を家族に確認すると、ほとんどの家族から「ここまでがんばってきたのです。あとは、静かに見守りたい」と断られた。僕たちは、当事者であるご家族に確認すれば断られるような蘇生術を、確認もせず当たり前のようにおこない、そして臨終を宣言してきたのだということを、あらためて思い知らされた。
そうやって、臨終の場面を、医療者が活躍する蘇生術の場面ではなく、家族が患者との別れを静かに惜しむ場面にすることが、できたのである。

また、当時は、タブーでもあった、末期がん患者への病名・病状告知にも取り組んだ。その頃の病院では、亡くなる患者さんのほとんどは、自分の病名や病状を知らなかった。病状が悪化すれば、当然本人は自分の状態に疑問をもち、医療者や家族に「どうなっているのだろうか。大丈夫なのか」と問いかけてくる。だが、全員が「もう少しがんばればよくなるから、がんばろう」と励ますのだった。

当初は、その励ましを信じてがんばっていた患者さんも、よくなるどころか悪化しつづける病状の中、真実を知らないまま、不信と疑惑と孤独の中で亡くなっていったのである。

いったい誰の人生なのか。もし、自分の本当の病状を知っていれば、ちがった人生を歩めたかもしれないのに、と思うこともしばしばだった。

そこで、勇気を出して、家族に本人への病名告知を打診すると、当然のように反対された。

それに関して言えば、ずいぶん昔の話だが、医療者のあいだでの有名なエピソードがある。ある高僧が東大病院で診察を受けた結果、末期のがんであることがわかった。まだ告知は一般的でない時代だったが、高僧は「自分の社会的立場からしても事実を知りたい」と訴えた。はたして事実を告げられた高僧は、悲嘆に暮れ、そのまま衰弱して亡くなってしまった、というものだ。

宗教者ですらそのような事態に陥るのだから、いわんや一般市民をや、と告知を否定する風潮を医療者のあいだで強めたエピソードである。

そのように、当時は医療界でもがん告知はタブーであったのだから、一般病院でがんの告知をしなかったことは、いわば当然のことであったのだ。

それでも、僕はあきらめなかった。この限られた時間を生きる主体は、家族でも、医療者でもなく、患者さん本人なのだ。僕は、患者さんの病状が変わるたびに、家族にあらためて、このままでいいのだろうかと、問いかけた。

最初は、嘘でも「がんばればよくなる」との励ましに、勇気づけられ、まさにがんばっていた患者さんも、悪化しつづける病状と、よくなるとの説明のギャップの中で、疑心暗鬼に陥る。そして、いらいらしたり、怒りやすくなったり、沈み込んだり、と、荒《すさ》みはじめる。

その姿を間近に見る家族も「本当にこのままでよいのだろうか」と、悩みはじめる。やがて、家族の方から「このまま旅立たせるわけにはいきません。本人の力を信じたいです。やはり、真実を伝えたいと思います」と、言ってくることもあった。

そのようにして、家族の合意を得て、本人に、残念ながら、治癒は難しいということ、時間も限られていることなど、その病名や病状を伝えることのできた患者さんは、下船後の七年間に、主治医として看取った一七〇余名中、二三名であった。それ以外の患者さんには、家族の強い反対で、どうしても伝えることができなかった。

家族の合意を得たとはいえ、真実を伝えた患者さんは全員落ち込んだ。だが、その後、時間の長短はあれ、全員、その事実を受けとめた。

そして、そうであれば「入院しつづけても、しょうがないですね」と退院していった患者さんも、「もうこの点滴はやめてください」と言った患者さんもいた。さらには、周囲にきちんとお別れをし、形見分けした患者さんもいた。いずれも、自分らしく生きようとしたのである。おそらく高僧のエピソードは、告知に否定的な誰かが、創り上げたものだったのかもしれない。

初めての告知

僕が初めて末期がんの告知をしたときのことを書いてみたい。

それは、八日市場市民病院で働きはじめて数年目の頃だった。その患者さんは、七〇歳を少し過ぎた獣医の男性で、胃がんだった。

当時、僕はすでにターミナルケア研究会を始めていて、告知の是非についても討論していたが、現場でがんを告知することは、前述したように実際は難しい状況だった。

その当時、手術によって病状がよくなる可能性のあるがん患者さんには、極力真実を伝えようと努力していたが、告知にはご家族の合意を前提としていたこともあって、この男性には胃潰瘍と説明し、手術をおこなった。しかし、開腹してみると彼のがんはもう手がつけられないほど進行した末期の胃がんであることがわかった。何もしないままに閉腹するしかなかった。

本人に対して、手術は無事終了したと伝えた。しかしながら、手術を終えた直後は一日も早い回復を望んで前向きだった彼も、次第に、手術をする前と症状が何も変わっていないことに気づきはじめた。彼の疑問は日増しに膨らんでいった。

真実を伝えられないまま術後の治療にあたっていた僕は、彼との対応に苦慮していた。苦しまぎれに、術後の吻合部《ふんごうぶ》の通過状態を確認するためと称し、造影剤を使ってレントゲン写真を撮った。造影剤はがんが広がって狭くなった胃を通過し十二指腸に流れ込んだが、そのレ画像は、あたかも手術で切除して残った胃と腸を吻合したかのように見えたので、そのレントゲン写真を使い、彼に術後経過は順調であることを説明し、流動食を開始したのだ。彼は、喜んだ。その場限りの偽りの説明にいったんは納得した彼だったが、僕の説明は嘘にほかならない。その後も一向に改善せず、むしろ悪化している病状に、やがて彼は、「おまえたちは本当は何か知っているんじゃないのか?」とご家族を責めはじめた。困り果てたご家族が僕のところへ相談にやってきた。僕たちは彼に真実を告げるべきかどうか話し合った。僕は、これまでの彼とのつき合いのなかで、彼の考え方や性格をある程度わかっていたつもりだったので、病気のことを伝えても大丈夫ではないかとご家族に話した。すると、それまで告知に否定的だったご家族も、「私たちも大丈夫だと思います」と言った。さらには「告知したことで、父に何かあったとしても、それは私たちの責任ということで結構です。先生はご心配なく」とまで言ってくれたのだ。

こうして、僕とご家族のあいだで告知の合意が成立した。これで、僕は彼に真実を伝えることができることになった。

そして、仕事が一段落したある日の夕刻、僕は勇気を出して彼の部屋を訪れた。彼の傍らの椅子に座って、話を始めた。

ところが、彼を前にしてその目を見ていると、僕は「実は、あなたの病気は胃潰瘍ではなくて……」と言い出すことができなかった。結局、その日は三〇分ほど世間話をしただけで、彼の部屋をあとにした。

翌日、仕事を終えた僕は、再び彼の部屋を訪ねた。

「具合はどうですか？」

僕はこれまでと同じ言葉で切り出したが、この日もとうとう最後まで病気のことは話せなかった。

こうして彼の部屋を訪れるようになって、一週間が過ぎようとしていた。

長いときは一時間以上、彼の戦争体験や獣医としての仕事のことなどを聞きながら、どこかできっかけを見つけようとしたが、どうしても話すことはできなかった。しまいには彼も僕の様子が変だと気づいたようだったが、それでも僕が毎日部屋にやって来ては話し相手になっていたことを彼は喜んでくれた。

僕はこれ以上引き延ばすことはできないと思った。僕にはまだ時間があるが、彼の限られた時間はどんどん少なくなってしまっているのだ。そして、真実を伝えようと最初に彼の部屋を訪ねてからちょうど一週間後の夕方、僕は決心して彼の部屋を訪れて彼に尋ねた。

「この一週間、毎日あなたのところへ来ていて不思議だとは思いませんでしたか？」

するとと彼は、

「いや、おかしいと思っていました」

と答えた。

「実は……」

僕はようやく目的を達する瞬間を迎えた。

「実は、あなたの病気は、手術後の検査で、治ることが難しいということがわかったのです」

ここまで言ったとき、彼は「やはり、そうでしたか」と言った。

僕は続けて「実はがんだったんです」と言おうと思っていたのだが、彼はまるでそのことを予測していたかのように、「先生、これで納得できました。それでは、私はここに入院している必要はありませんね。家に帰りたいと思います」と言った。

そして彼は、「先生、もうこれも必要ありませんね」と点滴の中止を希望した。

結局、僕は「がん」という言葉を使わなかったが、結果的に初めて末期のがんを告知したことになる。その後の彼の態度は告知前の心配とはうらはらに落ち着いていた。疑問に思っていたことが解明し、腑に落ちたかのようだった。それでも僕は、彼がどう変化していくのか心配だった。

そこで彼が退院してから、僕は仕事の帰りに、時間が許す限り彼の家に顔を出すようにした。しかし、彼は僕に会うたびに「本当のことを言ってもらってよかった」と話してくれた。

家に帰ってから、彼は自分の思いをきちんとご家族に伝えることができた。ご家族も彼に嘘をつかなくて済むようになったことを、全員で喜んでくれたのだ。

退院してから約三カ月、彼は人生最後の時間を家族と共に思いのままに過ごした。亡くなる二日前、病状が変化したため最終的には病院で生涯を終えたが、この三カ月間は彼と彼のご家族にとって貴重な時間だったと思う。

病気の真実を伝えることは、伝えられるほうがつらいのはもちろんだが、伝える側にとっても大変な作業ではあった。しかしたとえ、どんなにつらい事実であったとしても、誰かが真実を伝えなかったら、患者さんはその後の自分の生き方を決めることができないのだ。

彼の場合も、もし僕が何も言い出さなかったら、おそらく亡くなるまで家には帰れなかっただろうと思うし、他の多くの患者さんと同じように疑惑と不信と孤独の中で亡くなっていっただろう。

真実を伝えることによって、彼は初めて家に帰るという自分の意思をきちんと示すことができたのだ。そして、時間は限られていたが、ご家族と深く交流しながら人生の最期を歩むことができた。僕は、告知は、患者さんが新たな道を歩む始まりに過ぎないことを、自分の胸に深く刻み込んだのである。

信頼を築くために

先述したように、わが国では一九八〇年代までは、タブー視され、それを実行するにはさまざまなハードルのあった病名や病状の告知は、現在では当たり前になった。

それはインフォームド・コンセントの始まりに過ぎないからだ。今、患者さんが直面している病名や病状をきちんと説明し、その状況における最善の、あるいは、もっとも納得できる治療法を患者さんが選択すること（治療を選択しないことも含め）を意味するインフォームド・コンセントのためには、その出発点で病名や病状を医療側と患者さん側が共有することは必須のことだろう。

ところで、アメリカで確立されたインフォームド・コンセントの概念は、自分の受けた医療に納得できない患者側が、医療側を訴えた医療訴訟の積み重ねの結果出現した果実とも言える。

一九七三年に全米病院協会が発表した「患者の権利章典」の三番目の項目に「患者は何らかの処置や治療を始める前に、インフォームド・コンセントを与えるのに必要な情報を医師から受ける権利を有する」と、インフォームド・コンセントが明記されている。

このように、患者の権利として出発したインフォームド・コンセントも、その後、患者から訴えられたときに、訴訟に耐えられるように、詳細で、過剰とも言える、ある意味、医療側の自己防衛的な説明がなされる傾向がないではない。結果的には、患者さんの知りたい以上の情報が伝えられ、ときに患者さんが混乱してしまうような問題も生まれている。

しかしながら、医療側がさまざまな可能性について十分説明したつもりでも、患者さんは専門知識をもたない一般の人である。聞く側が理解できていなければ、どんなに丁寧な説明も、説明したことにはならない。

ひとりの人間としての対話

これらのことは、医療の場面に限らない。伝えたはずの話が、相手には届いていないということは、一般社会でもよくあるコミュニケーションの溝の問題である。

つまり、このことは、医療者と患者という立場を超えて、ひとりの人間と人間の対話と捉えて取り組んでいかなければならない問題なのだろうと思う。

重大な告知の場面は、それを受ける側からすると「悪い知らせ」を聞かされることになる。悪い情報は、良い情報以上に伝え方が難しいものである。伝えられた事実をどう受けとめ、どう生きるかという以前に、伝えられ方そのものから、相手の医療側に対して不信感を抱くこともある。

悪い事実があること、それになんとか対処しなければならないことも理解できた。しかし、自分が受けなければならない医療が、たとえ、他の病院と同じだったとしても、自分にとって人生が大きく変わらざるを得ないような情報を、突き放したように、あるいは横柄に伝えたあの医者のいる、あの病院では治療を受けたくない。患者さんが自身の現実に向き合っていくスタートの地点でいやな思い、不信感を抱いてしまうと、それを払拭するのはかなり難しいと言わざるを得ない。

だからこそ医師は、インフォームド・コンセントの場面では知り得た事実――それによって相手の人生が大きく変わることになる事実を、誠実に相手が受けとめられるように伝える努力をしなければならない。それには、相手がどんな気持ちで受けとめるかの配慮が求められる。どう配慮すればよいかというと、相手の気持ちを確認しながら、段階を踏まえていく必要がある。

医師に限らず、たとえば医師をサポートする看護職の人たちが、医師のフォローをすることも重要な役割だろう。患者さんや家族は、たとえうなずいて話を聞いていたとしても、告知のような重大な場面では頭が真っ白になってしまって話の内容がほとんど頭に入ってこないことも多い。「わかりました」と言いながら同意書に署名をしたとしても、署名はしたけど内容は覚えていないといったこともよくあることだ。

ではどうすればいいのかというと、じつに簡単なことで、ちょっと時間を置いてから確認をする。あるいは、その場では署名を求めずに、翌日、「昨日の説明でご理解いただけましたか？」と再度確認してから初めて署名をしてもらうという方法だってある。看護師であれば、「さっき医者から説明がありましたが、いかがでしたか？　わからないところはありませんでしたか？」とサポートしていく。

命に関わる重要事項を決定していくのだから、そのくらいの念入りなプロセスはとられてしかるべきだろう。いずれもちょっとした些細なことではあるけれど、そのちょっとしたことが、告知という重大な局面には必要だし、それこそが患者さん本人にとっては重要なことだ。おそらく、医療者への不信などが出てくるのは、そういったプロセスが足りなかったのだと考えられる。もしそこで誰かが少しでも足りない部分をフォローできていれば、患者さんの医療に対するイメージは変わっていたかもしれないのだ。

患者さんがその後どうやって生きていくのかということを考えながら、もしも困難な状況になったとしても、こういうサポートがありますよといった情報も、インフォームド・コンセントの中には含まれるべきだろう。

最近、盛んに言われ始めている言葉にアドバンス・ケア・プランニングなるものがある。この言葉の意味は、たとえば、がんになり、治療を受けるが、治癒が難しい場合もあるので、あらかじめ、そのような場合の過ごし方、生き方を、本人を中心に、本人、ご家族、医療者などで事前に話し合っておくというものである。いよいよとなってから、さあどうしようと右往左往するよりも、様々な可能性を事前にシミュレーションしておくことができるので、先の見える生き方の根拠になり得るだろう。だが、アドバンス・ケア・プランニングをおこなうにしても、適切な病状説明、その後に起こり得ることなどの適切なインフォームド・コンセントは不可欠になるし、適切なインフォームド・コンセントがあれば、アドバンス・ケア・プランニングはおこないやすくなる。

そのようなことを適切におこなうためにも、適切なコミュニケーションは、すべての医療者の基本である。そのようなコミュニケーションは、医療現場に出る前に十分学ぶ必要があるだろうし、適切なコミュニケーションを取る自信がないのであれば、人を対象にする臨床ではなく、基礎研究などでその才能を生かしたほうが、患者さんやご家族にとっても本人にとっても、双方にとって幸いだろうと思うこともある。

目の前の人の思いを知るために

さて、患者さんとの対話で大切なことは、患者さんに今の思いを率直に、本音で話していただくことである。本音を聞き出してこそ、患者さんの望みに応えられるというものだ。なぜなら、目の前にいる患者さんが、いったいどんな苦悩を抱えているのかを把握することは、われわれの大切な役割だからだ。コミュニケーションスキルの問題にもなるが、そういった場面で患者さんとコミュニケーションをはかるうえで僕が気をつけているのは、当事者である患者さんが自らの思いや考え方を話しだせるような流れをつくることだ。

患者さんの思いや苦悩をあらかじめご家族から聞いている場合には、本人がどのような問題に直面しているか、おおかたわかっていることも多いが、核心にふれるような話題をこちらからいきなり持ちかけるのではなく、患者さんの方から自発的に言葉が発せられるような環境をそれとなく整えなければならない。僕はそういうとき、天気の話やテレビ番組のことなど、当たり障りのない共通の話題を取っかかりにすることもある。共通の話題であれば共感もしやすいし、警戒することもない。核心にふれるものではないので、緊張も和らぐ。本当にしたい話はその先にあるけれど、まずは会話の糸口をつかむ入り口のプロセスを大切にするのだ。

それに、実はそういった雑談のなかにも、いま抱えている問題にも関連するような、本質的な考え方はあらわれるものである。何気ないいつもの会話の流れのなかで、問題の核心にたどり着くような展開になれば、「それについては、あなたはどう思いますか？」という語りかけにも、患者さんが「私はこう思う」とその場の会話をリードするかたちで話をしていくことも可能になる。

このようなコミュニケーションは、自然体だけでは難しい。後述するが、人の心理のプロセスを学んだり、コミュニケーションスキルをロールプレイなどで体験する研修は必須であろう。われわれは、日常会話もするが、プロとして、患者さんとご家族の思いに応えていくことも求められているのだ。僕も、コミュニケーションに関する本でも学んだし、死にゆく人との対話の例に富んだキューブラー・ロスの本も何度も読み返したりもした。

具体的なコミュニケーションの研修などもある。たとえば、ホスピス緩和ケアの領域で最も古くから（一九七七年）活動している日本死の臨床研究会（http://www.jard.info/）は、二〇年以上前から「死の臨床とコミュニケーション」というワークショップを開催しているが、その多くの時間を、講義をベースにしたコミュニケーションのロールプレイに費やしている。

学ぼうとすれば、場と機会はあるのである。

死後の話

少し話はそれるが、こういったプロセスを踏まえてなんでも話せるような関係性を築いていくことができれば、死を前にした患者さんと、死後の話をすることもできるようになる。ある男性患者さんから、残された時間がもう週の単位かと思われた頃、「私はあとどれくらい生きられますか」と尋ねられた。僕は「どうしてそういうふうに思われるんですか」と聞き返した。彼が、どのような意図で質問してきたのかを確認するためである。すると彼は「日に日に衰えている気がするからです」と答えた。彼の質問は、自分の変化を通して感じた実感だったのだ。その実感は、われわれが把握している病態ともギャップがなかった。そこで、僕は彼の話を肯定して、「たしかにいまは痛みはとれていると思いますが、入院していた頃と比べれば状態は悪くなっています。それで、そのような質問をなさったのですね」と答えると、彼はうなずきながら「そうです」と答えてくれた。そこで僕は「あとどれぐらいかは、個人差もありなかなか難しいのですが、どのようなことが起こってくるかについてはお話しできますよ」と答え、「あなたも感じているように、今後も残念ながら体力の低下は続きます。結果的に、話すことや書くことといったコミュニケーションが難しくなります。ですので、大切な話や書き物があれば早めにしておいたほうがいいと思いますよ」と答えたのだ。彼は「よくわかりました。ありがとうございました」と答えてくれた。そのうえで「これから先のことで、どのようなことが一番心配ですか」と聞いた。すると、彼は「先生、最後は苦しむんでしょうか。苦しいのが怖いです」と訴えた。そこで、僕が「苦痛の緩和には最善を尽くします。目覚めた状態ではどうしてもとれない苦痛があったとしても、鎮静という方法があります。あなたが苦しみながら旅立つようなことはさせませんよ」と伝えると、彼は「それを聞いて、安心しました」と笑みを浮かべた。

このように、その方の死を前提にしている会話では、もはや死はタブーではない。そこで僕はときどきそのような患者さんに「僕よりも死に近いあなたに質問してもいいですか」と前置きをして、「死んだあとは、どうなると思いますか」と聞く。

そうすると、「死んだら無になります」と言う方もいるが、結構多くのみなさんが死んだ後の世界を信じていることがわかる。クリスチャンの方であれば「天国に行きます」と答える。「あの世に行きます」とか「極楽に行きます」と答える方もいるし「宇宙に戻ります」と言う人もいる。多くの人が、自分なりの死後のイメージをもっていることがわかってくる。

そのことを確認できると、死は、現世から、次の世界への通過点に過ぎなくなってくるのである。

Ⅲ　それでもなお生きる意味

ホスピスケアとの出会い

がん告知の項目で書き述べたように、当時のさまざまなハードルを越えて真実を伝えた患者さんたちの中には、その後の残された時間を自分らしく生きようとして、退院した人もいた。そのようにして、いったん退院した患者さんの中には、僕が往診して在宅で看取った方もいたが、その多くは、結局のところ、最期は、病院であった。在宅で看取る仕組みが不十分だったのである。

その当時の病院環境は、人生の最期を過ごす場所としてはふさわしいものではなかった。亡くなる間際まで、カーテン一枚で仕切られたプライバシーのない、大部屋の狭い空間の中で、食べ、排泄し、療養せざるを得なかったからだ。

なんとかならないのかと、志を同じくした院内外の人々と、先述した「八日市場ターミナルケア研究会」を始めたが、そのようなときに、また一冊の本に出合った。一九八六年、わが国のホスピスの草分けである淀川キリスト教病院の柏木哲夫先生の書かれた『死にゆく患者・家族への援助――ホスピスケアの実際』（医学書院）という本である。そこで、初めて「ホスピス」という言葉と、その存在を知ったのである。そこには、たとえ、終末期がんであっても、患者さんが苦痛から解放され、自分らしく生きていくことを支える、チームとしての取り組み、すなわちホスピスケアと、人間らしく過ごせる、整えられた療養環境、すなわち施設としてのホスピスが記述されていた。それこそが、僕が、仲間と悩みながら求めていた答えだった。

僕は感動のあまり、朝日新聞の論壇に「もっと多くのホスピスを」というタイトルで論考を投稿したほどである。

さて、外科医として方向性を見失っていたときに、キューブラー・ロスはドアを開いてくれたわけだが、そのドアから飛び込んだ世界である終末期医療を模索しているときに、ホスピスという考え方やホスピスケアの実践的な取り組みを具体的に示してさらに次の扉を開いてくれたのが、柏木先生だった。それ以来、僕にとってホスピスは希望の星になった。

スピリチュアルペインとの出会い

そんな折の、一九八八年二月、僕は当時上智大学教授であり、教育現場にデス・エデュケーション（死への準備教育）が必要であると提唱していたアルフォンス・デーケン先生がコーディネートしたアメリカのホスピス視察ツアーに参加することにした。

ホスピスが、わが国の悲惨とも言えた終末期医療を変える取り組みであることを柏木先生の著書で知った僕にとっては、先進的にホスピスに取り組んでいたアメリカのホスピス事情を視察できるそのツアーは、是非とも参加したい企画だった。

が、何よりも、決定的だったのは、そのアメリカ・ホスピス視察ツアーには、僕の人生を変えてくれた『死ぬ瞬間』の著者エリザベス・キューブラー・ロスその人に直接会えるというプログラムが準備されていたからだ。

二月なかば、そこかしこに雪の残るバージニア州の彼女の農場で、僕らは彼女に会うことができた。あこがれの人である。

小柄な彼女はダブダブのセーターにジーンズといういで立ちで、二十数名のわれわれ日本人ツアー一行を、暖炉のある部屋に、まさに暖かく、迎え入れてくれた。世界的に超有名な人なのに、気さくなおばさんだった。

われわれは彼女を取り囲むように、床やソファに座った。そして、彼女が用意してくれた手作りクッキーや紅茶をごちそうになりながら、次から次へと質問した。彼女は、嫌がりもせず、一つひとつの質問に、丁寧に答えてくれた。

この目の前にいる人が、あのキューブラー・ロス。僕はドキドキしながら、話に聞き入った。幸せな時間だった。

ツアー参加者の一人が「患者さんの中には、時折、安楽死を望む人がいます。どのように対応したらよいとお考えですか」と質問した。すると彼女は即座に「それはみなさんのケアが足りないからですよ」と答えたのだ。

そして「全人的苦痛」という概念を説明してくれた。「死に直面するような病気の人は四つの苦痛に直面します。身体的苦痛、社会的苦痛、心理的苦痛、そしてスピリチュアルペインです。これらを合わせて全人的苦痛と言います」と。

人は身体をもっているのだから、当然身体的苦痛はある。社会の中で生きているのだから社会的苦痛もわかる。また、さまざまな問題にも直面しながら生きているのだから心理的苦痛があることもわかる。

だが、スピリチュアルペインって何だ。僕にとってはそのとき、初めて耳にした言葉だった。同行した通訳が、そのスピリチュアルペインを「宗教的苦痛」と翻訳した。

すかさず、誰かが「わが国はアメリカとちがって、宗教的背景の薄い国です。そのような国で、その宗教的苦痛にどのように向き合えばよいのでしょうか」と質問した。

すると彼女は、笑みを浮かべながら「何にも心配ありませんよ。みなさんは、身体的苦痛、社会的苦痛、心理的苦痛、この三つの苦痛をしっかりとケアしてください。そうすればスピリチュアルペインは、自然に癒されます」と答えてくれたのだ。

よく理解できなかったスピリチュアルペインと言われる苦痛に面と向かわなくても、それ以外の三つの苦痛にしっかり対処すれば大丈夫ですよ、と彼女は言ったのだ。

彼女の自信に満ちたその言葉によって、僕にとっては意味不明だったスピリチュアルペインという言葉に惑わされることなく、日本でもホスピスケアに取り組むことが可能なんだ、と思うことができた。

彼女との出会いに感謝しつつ、ホテルへ戻るツアーバスの中で、僕にとってのホスピスがより具体性を帯びてくることを感じはじめていた。

ちなみに、このとき、こっそりいただいてきた一九八八年二月のキューブラー・ロス手作りのクッキーと、一九八四年三月に南極海から持ち帰った氷山の氷は、とある場所の冷蔵庫の冷凍庫に保管しており、ときどきチェックしている。氷山の氷は少しずつ縮小しているが、彼女のクッキーは、今も原型と甘い香りをとどめている。

僕が、いよいよ最期を迎えるとき、可能だったら彼女のクッキーをかじり、氷山の氷をいれたウィスキーを飲み、来し方を、たぶん走馬灯のように回想し、大切な人々に別れを告げたい、とひそかに願っている。

聖ヨハネホスピスへ

柏木先生の本や、アメリカの実際のホスピス視察を通して、具体的なホスピスケアのあり様が見えてきた。では、これをどこで展開するのかというのが次の課題だった。僕としては、当然、八日市場ターミナルケア研究会を通して看護師や病院のスタッフ、地域の人たちとともに学び、活動を展開してきた八日市場市の市民病院で実現したいと考え、当時の院長にホスピス病棟の構想を提案したのだが、財政的にも厳しい公的病院であるここでは難しい、と言われてしまった。非常に残念だった。目指すべきモデルがあるのに、それが実現できないというもどかしさと無念さを抱えつつ日々の診療に携わっていた。

そして、僕はわが国の終末期医療の現状を変えるには、今病院で起こっていること、その実情と問題を一般の皆様に、自分や自分の大切な人々が直面する問題として知っていただきたいと考えた。同時に、それを解決するホスピスという考え方があることを知ってほしいとの思いを込めて、一九八八年のなかばから「病院で死ぬということ」の執筆を開始したのであった。そして一九九〇年一〇月、『病院で死ぬということ』は世に出たのである。

そんなときに声をかけてくれたのが、東京は小金井市にある聖ヨハネ会桜町病院だった。そうして一九九一年一〇月より、僕は桜町病院のホスピス科部長として新しい道を歩みはじめることになったのだ。だが、八日市場ターミナルケア研究会を立ち上げた八日市場市民病院を離れることには大きなためらいがあった。ともに苦労しながらケアに取り組んできた仲間から離れ、新天地へ向かうことへの後ろめたさもあったからだ。しかし、僕の思いはすでに、思い描くホスピスケアを実現させる方向にむかっていて、自分でももはや止めることはできなかった。

八日市場ターミナルケア研究会の仲間たちに桜町病院への転身を打ち明けてみると、反応は意外なものだった。残念がられたり、引き留められるかもしれないと内心思っていたのだが、先生、よかったですね、と僕の考えを快く受け入れてくれた。みんな僕の思いをよく知っていてくれたのだ。胸が熱くなるのを止めることができなかった。みなの温かい気持ちがとてもうれしかった。

ホスピスケアの一三項目

さて、その頃思い描いていて『病院で死ぬということ』の中にも記述した、僕の考えていたホスピスケア一三項目を披露したい。

〔一〕ホスピスは末期患者、特に末期がん患者およびその家族を応援するための施設でもあり、応援するためのプログラムでもある。

〔二〕ホスピスを支える理念は、末期がん患者がその最後のときまで、快適で患者自身の選択と意志に基づいて生き抜くことを応援するということである。

〔三〕ホスピスで行われる医療は、患者の苦痛を取り除くことに最大の力が注がれる。特に疼痛のコントロールは大きな柱となる。しかし、通常の制ガン治療も延命治療も患者が望むのであれば、当然提供される。

〔四〕ホスピスでは患者の意志と人権は最大限尊重され、守られるだろう。

〔五〕ホスピスでは患者自身の本音に基づいた意志を応援するために、つねに患者に対して正しい情報が伝えられるだろう。ただし、患者自身が伝えないでほしいと望めば、それも可能である。

〔六〕ホスピスではキリスト教でも仏教でも他の宗教でも、患者の望む宗教的援助が受けられるだろう。

〔七〕ホスピスでは、患者の家族は患者同様に応援されることになるだろう。

〔八〕ホスピスを支える人たちは医者、看護婦だけでなく、ソーシャルワーカー、栄養士、宗教家、そして多種多様な職業からなるボランティアなどであり、これらの人たちがチームを組んで、患者のあらゆるニーズを可能な限り応援するだろう。

〔九〕ホスピスは施設でのケアもできるが、在宅ケアのプログラムももっているので、患者が最後まで住み慣れた自宅にいたいと望めば、それも十分可能となるだろう。

〔十〕ホスピスでは、患者は定期的に行われるコンサートや絵画の展示などの芸術に触れたり、参加することもできる。そのようなプログラムをもつからである。

〔十一〕ホスピスでは、患者が歌手で、自分の余命がいくばくもないことを承知していて、その最期をステージで歌を歌い、聴衆の喝采の中で迎えたいと望めば、その実現のために最大限の努力がなされるだろう。

〔十二〕ホスピスの病室では、患者が患者の愛する人とともに同じベッドの中にいたとしても、だれも非難しないだろう。それは人間であれば、ごく自然なことなのだから。
〔十三〕ホスピスでは、患者は患者の親しい人たちとの出会いを喜び、そして近く確実に訪れる別れのときを、患者が亡くなってからではなく、お互いに気持ちの交流ができるときに、涙を流しながら心から悲しみ合うことができる。偽りがないのだから、患者は患者がだれかを愛し、だれかが患者を愛していることを具体的に感じながら生きることができるのだ。

ホスピスケアは、観念ではなく、具体的なケアだ。ここに挙げた一三項目は、実際の現場での状況に照らして考えたものだった。ただし、第三項目の中の「通常の制ガン剤治療も患者が望むのであれば当然提供される」とした部分は、実際にホスピスで働くようになってからは削除することにした。

なぜなら、医療保険に基づくホスピスへの入院費は一九九〇年当時、一日あたり二万五〇〇〇円の定額だった。そのお金の多くは、一般病棟より手厚く配置された看護師など、スタッフの人件費に充てられるため、高額な制がん剤を使うとなれば赤字になることは目に見えていた。また、制がん剤は、やはりその副作用対策も含め治療病棟で行われるのが適切であると考えるようになったからだ。

ホスピスでは、前述してきたような取り組みの結果として、終末期にいるがん患者さんに対して一般病院では思うようにできなかったことのほとんどが、可能になった。つまり、患者さんは、まさに自分らしい人生の終末を送ることが可能になったのだ。

患者さんの葛藤

患者さんたちは、身体的苦痛から可能な限り解放され、自分の置かれている状況を理解しつつ、自分らしく生きようとした。

叶わぬこともたくさんあったと思うが、それでも、その思いに応えようとするチームとの関係性の中で、それなりに、自分らしく生きる時間をもつことができたこともたしかだと思う。

そうは言っても、思うようにならない身体を抱えながらの日々である。そのようななかで、自分らしく生きるとはどういうことなのか。

少なくとも、ホスピスでは、患者さんは、残された時間をどう生きるかを、自分で考え、自分で選択することができたのである。その生き方が、満足できたのか、幸せだったのかどうかまではわからない。

　それでも、病名も病状も知らされず、疑心暗鬼の中で、孤独に一般病院の一般病棟で亡くなっていった多くのがん患者さんよりは、少なくとも納得のできる時間をもつことができたのではないかと思う。自分らしく生きるとは、そういうことなのではないだろうか。

　だが、そうやって自分らしく生きることができたとしても、病状の進行による衰弱は避けられない。終末期がん患者さんの多くは、亡くなる二、三週間前になるとその衰弱は急速に進み、それまで、なんとか自力でできていた、基本的な日常生活、すなわち、移動、食事、排泄、入浴などが、自力ではできなくなってくる。そして、その多くの場面で、他者の力を借りざるを得なくなるのである。

　患者さんたちは変えることのできない過酷な現実を前にして考える。「もう、まもなく死んでいくことがわかっている私が、この受け入れがたい状況を耐えながら、これ以上生きる意味があるのだろうか」そして「もう、終わりにしたい」などと周囲に訴えることになる。十分に共感できる場面であるが、周囲は、どう応えたらいいのだろう。

スピリチュアルペインとは何か

さて、ここで再びスピリチュアルペインという言葉が登場してくることになる。キューブラー・ロスに教えられ、しかし、身体的苦痛、社会的苦痛、心理的苦痛の三つにしっかり対応すれば、それは自然に癒やされますよ、と言われた言葉である。

これから展開するスピリチュアルペインおよびそれと密接な関係にあるスピリチュアリティ、そしてそれらを根拠に取り組まれるスピリチュアルケアに関する論拠は、多くの専門家の書物を参考にしながら、僕がたどり着いたものである。したがって、スピリチュアルペイン、スピリチュアリティ、スピリチュアルケアに関するこれからの記述は、僕が他書（スピリチュアルケア学会誌、『「在宅ホスピス」という仕組み』（新潮選書、二〇一八）など）に記述していることとほぼ同じであることを、あらかじめお断りしておきたい。僕自身がたどり着いたことの話をするわけであるから、僕が執筆した他書の内容と同じようになってしまうことは避けられない。すでにそれらをお読みの読者の皆様にはご容赦いただきたい。

さて、たとえば、村田久行は『看護に活かすスピリチュアルケアの手引き』（青海社、二〇

一三）の冒頭で、緩和ケアの臨床では、患者のスピリチュアルペインとは、

・人生の意味・目的の喪失
・衰弱による活動能力の低下や依存の増大
・自己や人生に対するコントロール感の喪失や不確実性
・家族や周囲への負担
・運命に対する不合理や不公平感
・自己や人生に対する満足感や平安の喪失
・過去の出来事に対する後悔・恥・罪の意識
・孤独、希望のなさ、あるいは死への不安

といったさまざまな苦しみである、と言われている。

と述べている。

そのうえで、村田は、「スピリチュアルペインとは、自己の存在と意味の消滅から生じる苦痛」と定義した。

だが、列挙された状況は、生きていれば誰もが直面し得る状況であり、終末期がん患者に

限られた状況でないことは明らかである。そこで僕はそれら「スピリチュアルペインと言われている状況」を定義するのであれば、「スピリチュアルペインとは、その状況における自己のあり様が肯定できていない状態から生じる苦痛」と定義したほうが、普遍的であると考えた。

なぜスピリチュアルペインなのか

さて、スピリチュアルペインと言われている状況から、より普遍的と思われるスピリチュアルペインの定義をしてみた。

しかし、なぜ、そのような状況を表す言葉がスピリチュアルペインという言葉なのか、という疑問に対する同書の答えは、「そのような状況は、スピリチュアルペインと言われているから、スピリチュアルペインなのである」なのだ。

つまり、みんながそう言っているからだよ、と言うのである。

言葉の由来や根拠などにこだわって手をこまねいているぐらいなら、今、目の前にスピリチュアルペインと言われる状況のただ中で苦しんでいる人に対するケアのあり方を考えるほうが先決だ、ということなのである。たしかに、そうだとも思う。

だが、本当にそれでいいのか。言葉には必ず、由来や根拠があるはずなのに、その由来や根拠を「みんながそう言っているから」と曖昧にしたまま、ただその状況への対応を考えても、それでは、その問題の奥底にある本質にはたどり着けないのではないのか。

だから、僕は、僕なりになんとかスピリチュアルペインという言葉を使う由来や根拠を探りたいと考えたのだ。

あらためて緩和ケアとは

以上のようなスピリチュアルペインと言われている状況に対するケアも含めて、終末期がん患者に対する適切な支援は、一般的には「緩和ケア」と言われている。

四つの苦痛

そこで、あらためて、「緩和ケア」とはいったい何かと考えてみたい。

二〇〇二年、WHO(世界保健機構)は、「緩和ケアとは、生命を脅かす疾患による問題に直面している患者とその家族に対して、疾患の早期より、痛み、身体的問題、心理・社会的問題、スピリチュアルな問題に関して、きちんとした評価をおこない、それらが障害とならないように、予防したり、対処したりすることで、QOLを改善するための、アプローチである」と定義した。

つまり、死に直面するような疾患の場合に、患者は「身体的、心理的、社会的、そしてスピリチュアルな四つの問題に直面する」というのである。それらの問題が解決できなければ、患者は、それぞれ「身体的苦痛、心理的苦痛、社会的苦痛、そしてスピリチュアルな苦痛（スピリチュアルペイン）に直面する」ことになるだろう。

そして、そのような困難な状況においても患者のＱＯＬ（生活の質・人生の質・いのちの質）を高めるためには、それら四つの苦痛の状況を適切に評価し、対処することが大切であると言っているのである。

キューブラー・ロスに説明を受けて初めて知った「スピリチュアルペイン」という言葉が、ＷＨＯの公式文書にも「スピリチュアルな問題」として登場しているのだ。

実は、世界に広がる現代ホスピスの創始者とも言われる、イギリスはロンドンにある聖クリストファー・ホスピスを創設した、故シシリー・ソンダースも、ＷＨＯよりかなり以前に、終末期がんのように死に直面するような状況にいる患者は前述した四つの苦痛に直面すると言い、それらを全人的苦痛と表現し、そのケアの必要性を訴えている。

キューブラー・ロスにしろ、シシリー・ソンダースにしろ、そしてＷＨＯも言及しているからには、人間は人生の困難時にはスピリチュアルペインなるものも含め四つの苦痛に直面すると考えたほうがよさそうである。

そして、そのような状況にいる人々の四つの苦痛に対しては、適切なケアが必要なのだ、ということである。

四つの苦痛のみなもと

さて、先述もしたが、あらためて、本気になって、スピリチュアルペインと表現されている根拠を探ってみることにしよう。

シンプルに考えてみたい。読者の皆様は、身体的苦痛はなぜ生じると考えるだろうか。答えは簡単である。人間は身体をもっている存在だからだ。その身体に、切り傷や骨折などの異変が起きれば、当然痛みを感じる。がんのような全身病であれば、がんの広がりによって、病状の進行や衰弱した身体がもたらすさまざまな身体的苦痛が生じ患者を苦しめることになる。いずれにしても、人間は身体をもっているから、身体的苦痛が生じることに、異論はないと思う。

では、心理的苦痛はなぜ、生じるのか。喜怒哀楽の心理的変化は、もちろん人間には心理があるから生じるわけである。

同様に、社会的苦痛は、世の中には、社会があり、われわれ人間はその社会の中で、さまざまな人々や出来事に関わりながら生きているわけだから、それら社会的問題に起因した苦痛が生じるのは当然のことだ。つまり、社会的苦痛は社会があるから生じるのだと言える。

読者の皆様、ここまで、いかがであろうか。まとめてみると、身体的苦痛、心理的苦痛、社会的苦痛には、それぞれの苦痛を生じさせる、身体、心理、社会があるからだ、ということがわかる。

そう考えると、スピリチュアルペインと言われているものにも、それを生じさせるものがあるはずである。そして、それは上記、身体的、心理的、社会的という形容詞に対応する、身体、心理、社会という名詞が示すものが苦痛を生じさせる大本になっていることを考えれば、スピリチュアルペインと言われているものを生じさせるものは、その形容詞スピリチュアルに対応する名詞である、スピリチュアリティという言葉が示すもの、ということになるのではないだろうか。すなわち、人間にはスピリチュアリティなるものがあるから、スピリチュアルペインと表現される状態が生じるのである、と言ってもいいだろう。

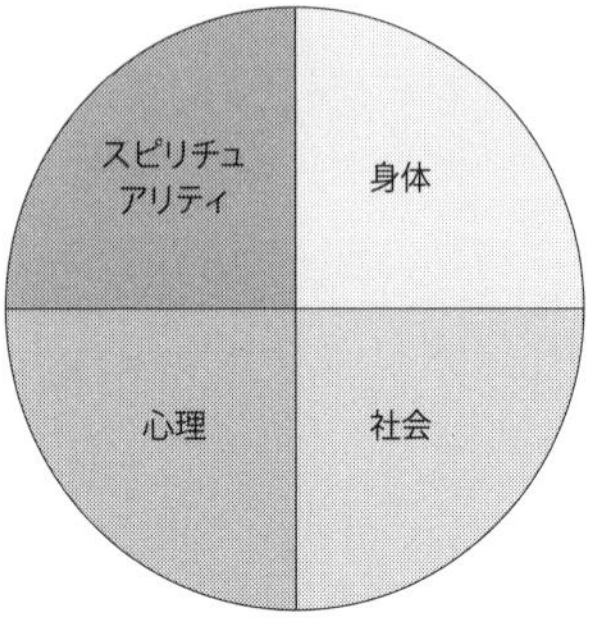

図１　人間の存在を構成する４つの要素

つまり、人間の存在を構成する要素は図1のように四つあることになる。ここまでの論の進め方は、論理的だと思うが、いかがだろうか。

スピリチュアルペインやスピリチュアリティの日本語は

ところで、ここまで読んできて読者の皆様の脳裏に浮かんだ疑問は、スピリチュアルペインもスピリチュアリティも、なぜ日本語で表せないのかというものではないだろうか。

スピリチュアルを英和辞典で調べると「霊的」と翻訳されている。そこで、日本にこの言葉が入ってきた当初、スピリチュアルペインは霊的苦痛と訳されていたのである。しかし、霊的苦痛とはいったい何なのだ。ますますわけがわからなくなってしまうではないか。

とすれば、不可解な日本語に訳して混乱するぐらいなら、カタカナのまま表現したほうが、まだわかりやすい。

要するに、適切な日本語が見つからないから、そのまま表現されているとお考えいただいても結構である。

そのような理由から、本書では、スピリチュアルペイン、スピリチュアリティという言葉をそのまま使っていくことに、ご理解いただきたい。

スピリチュアリティとは何か

さて、そうなってくると「スピリチュアルペインを生じさせるスピリチュアリティとは何か」と、さらに疑問がわいてくる。

自己とは何か

僕は先ほど、「スピリチュアルペインとは、その状況における、自己のあり様が肯定できていない状態から生じる苦痛」と定義できると述べたが、自己のあり様の「自己」とは何だろう。

あらためて、「自己」について考えてみたい。

R・D・レインはその著書『自己と他者』（志貴晴彦・笠原嘉訳、みすず書房、一九七五）の中で、「〈アイデンティティ〉には、すべて他者が必要である。誰か他者との関係において、また、関係を通して自己というアイデンティティは現実化される」と、言っている。

また、村田は先に紹介した『看護に活かすスピリチュアルケアの手引き』の中で、「自己の存在と意味は、他者との関係の中で、他者によって与えられるのである」と、言っている。すなわち、「自己は他者との関係が無ければ存在しない」のである。

もし、地球上に、人間がたった一人しか存在しなかったら、その人間は、自分が人間であるという認識も、自己という認識をもつことも困難だろう。

つまり、「すべての人は生まれてから死ぬまで他者との関係性の中で生きており、その他者との関係性の中で自己を認識している」のである。

そうであれば、「人生の、喜怒哀楽も、その人自身の心に湧き上がる感情ではあるが、それらも、すべてその時の他者との関係性に依拠している」ことがわかる。

すなわち、「生きるにしても、死ぬにしても、それらがどのように意味づけられるかは、すべてその状況における、他者との関係性に依拠することになる」のである。

となると、先述したスピリチュアルペインと言われている、さまざまな状況から、僕が、

「スピリチュアルペインとは、その状況における、自己のあり様が肯定できていない状態から生じる苦痛」とした定義の中の、「自己のあり様が肯定できていない状態から生じる苦痛」は、「自己と他者との関係性のあり様が肯定できていない状態から生じる苦痛」と言い換えることができるのである。

他者とは何か

ところで、自己の存在に欠かせない「他者」と何だろう。僕は次のように考えた。

他者とは、誕生から現在に至るまでに関係した、あるいは関係している、さらには関係するかもしれない、

①人々：家族、友人、恋人、知人、故人、教師、宗教者、尊敬する人、

ケアスタッフなど

②その時点でその人を形成している人々以外の存在：
　神仏、宗教、信仰、哲学、思想、死後の世界
　音楽・文学・美術などの芸術
　自然、居心地の良い環境、大切な人の形見、ペットなど

つまり、他者とは、人間のみならず、その人を形成する人間以外の諸々の存在も含むと考えたのだ。

いずれも、他者として、その人と大切な関係をもち、その人の現在のあり様を作り上げているものである。

たとえば、
・乳児は、母親との関係を通して
・子どもは、両親、兄弟、友だち、教師、などとの関係を通して
・信者は、その信じる宗教や神との関係を通して
・音楽家であれば、音楽との関係を通して
その状況における、自己のあり様を作り上げている。
自己のあり様を形成している他者は、その時点でその人に必要な数だけ存在する。そして、

そのような他者は多くの場合、年齢とともに増加する。ただし、その状況が、自己にとって、肯定できている状態なのか、そうではない状態なのかは、そのときの右記の他者との関係性に依拠することになる。

真に拠り所となる他者

スピリチュアルペインと言われている状態にある人は、今までの自己と他者との関係性では、その状況における自己のあり様が肯定できないわけである。

とすれば、その絶望的なほど苦しい状況の中でも、なんとか自己のあり様を肯定するためには、当然、それまでの他者との関係性を見直すことになる。

そして、そのスピリチュアルペインと言われるような状況でも、自己のあり様を肯定できるような、他者を求めることになる。

そうでなければ、その人はその状況における自己のあり様が肯定できずに、結果、人間らしく、自分らしく生きていくことが困難だからであり、スピリチュアルペインと言われる状況は続くからでもある。

「その見直された他者は、その人がその他者との関係性を通して、その状況にいる自己のあり様を肯定し得る他者であり、その人にとって、まさに、真に拠り所となる他者として出現する」のである。

「真に拠り所となる他者が出現すれば、その人は、その他者との関係性を通して、どのような状況でも自己のあり様を肯定することが可能になるのである」とすれば、「スピリチュアルペインとは、その状況における、自己と他者との関係性のあり様が肯定できていない状態から生じる苦痛」は、「スピリチュアルペインとは、その状況における、真に拠り所となる他者の不在によって生じる状態、すなわち、その状況における自己のあり様が肯定できないことによって生じる苦痛」と言うこともできる。

となれば、「スピリチュアルペインの無い状態とは、どのような状況でも、真に拠り所となる他者がいて、その他者との関係性を通して、自己のあり様が肯定できるような状態」と言えるだろうし、真に拠り所となる他者は、前述した左記の①からでも、②からでも、両者からでも、そのときの状況次第で出現することになる。

「他者とは、誕生から現在に至るまでに関係した、あるいは関係している、さらには関係するかもしれない①人々（家族、友人、恋人、知人、故人、教師、宗教者、尊敬する人、ケアスタッフなど）や②その時点でその人を形成している人々以外の存在（神仏、宗教、自然、哲学、思想、音楽・文学・美術などの芸術、大切な人の形見、ペット、死後の世界など）である」

あらためて、スピリチュアリティとは何か

そろそろ、「スピリチュアリティとは何か」に、たどり着けそうである。

その前に、人間存在の本質について考えてみたい。

人間は誰しも、その誕生の時から死に至るまで、人間として生まれ、人間らしく生きていくことを、可能な限り肯定したいのではないのか。

人間には、この世にいる限り、この世にいることを肯定しようとする、人間としての特性があるのではないのか。

つまり、人間が人間らしく生きようとすることは、人間の本質的特性なのではないか。そうでなかったら、人類としての人間は、この世に存在しつづけることができないのではないのか。

この人間存在の本質を前提に、前述した二つの定義、「スピリチュアルペインとは、真に拠り所となる他者の不在によって生じる状態、すなわち、その状況における自己のあり様が肯定できないことによって生じる苦痛」と、「スピリチュアルペインの無い状態とは、真に拠り所となる他者がいて、その他者との関係性を通して、どのような状況でも自己のあり様が肯定できるような状態」をまとめれば、「スピリチュアリティとは、どのような状況でも、

自己のあり様を肯定しようとする人間の本質的特性である。ただし、そのためには、真に拠り所となる他者が必要である。

そうであれば、「スピリチュアルペインは、スピリチュアリティが求める真に拠り所となる他者の不在の結果生じる、その状況における自己と他者との関係性のあり様が肯定できないことから生じる苦痛」と定義できるのではないだろうか。

ここで、ついに、スピリチュアルペインとスピリチュアリティが、言葉としても、意味としても、つながり、スピリチュアルペインと言われてきた状況が、そう表現される根拠をもったのである。

読者の皆様、いかがだろうか。

もはや、スピリチュアルペインとは、そう言われているからなどと、曖昧に表現しなくてもよくなったのだ。

スピリチュアリティの位置

先に、図1で人間の存在を構成する四つの要素を、円を四分割する形で図示したが、今までの論考も参考にしながら、あらためて図示し直してみたい。

たとえば、村田は「通常、人間の身体的次元、心理的次元、社会的次元が、日常世界の

『私』を表している。我々の日常生活では、自己の存在の意味を問い、人間を超えたものに問いかける人間のスピリチュアルな次元は覆い隠されている」(「臨床に活かすスピリチュアルケアの実際(2)」『ターミナルケア』13、二〇〇三、p.421)と言っている。

村田は、スピリチュアリティの定義をしていないが、今までの筆者の論考を踏まえれば、村田の言う「スピリチュアルな次元」とは「スピリチュアリティ」そのもののことではないだろうか。

また、藤井美和は「スピリチュアリティは、人間存在に意味を与える根源的領域であり、同時に、人がその意味を見出していくために希求する自己、他者、人間を超えるものとの関係性、またその機能と経験」(『死生学とQOL』関西学院大学出版会、二〇一五、p.58)と定義している。

村田は「『スピリチュアルな次元』はわれわれの日常生活では覆い隠されている」と言い、藤井は「スピリチュアリティは人間存在に意味を与える根源的領域」と言っている。

この二人の考えを基にして、改めて、人間存在の四つの要素を図示すれば、図2のようになるだろう。

この図では、スピリチュアリティが、人間存在の要素である身体、社会、心理を表す三つの円が重なる中央、すなわち、人間存在の根源的領域にあり、また、日常生活から覆い隠された位置にあることを示している。

つまり、スピリチュアリティは、人間存在の根源として位置づけられるのである。

たとえば、図3は、人間存在を構成する、身体、社会、そして心理の、それぞれの要素が何らかのダメージを受けていることを示している。ダメージが深ければ深いほど、その傷はスピリチュアリティに近づくが、それは、ダメージが深ければ深いほど、スピリチュアリティは、よりその特性を発揮することを示している。

どのような状況でも、自己のあり様を肯定しようとするスピリチュアリティは、日常的に、人間らしく生きたいと願う人間の根源的特性として、人間存在を支え続けているが、その存在の危機が深まるほどに、その特性を発揮するのである。

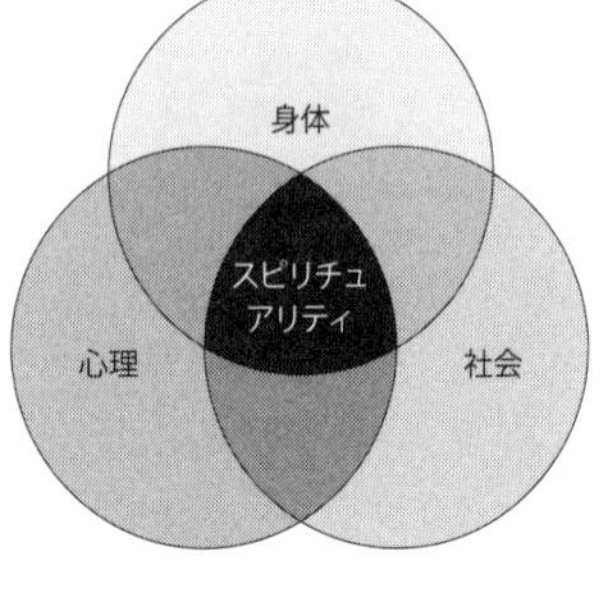

図2　スピリチュアリティの位置

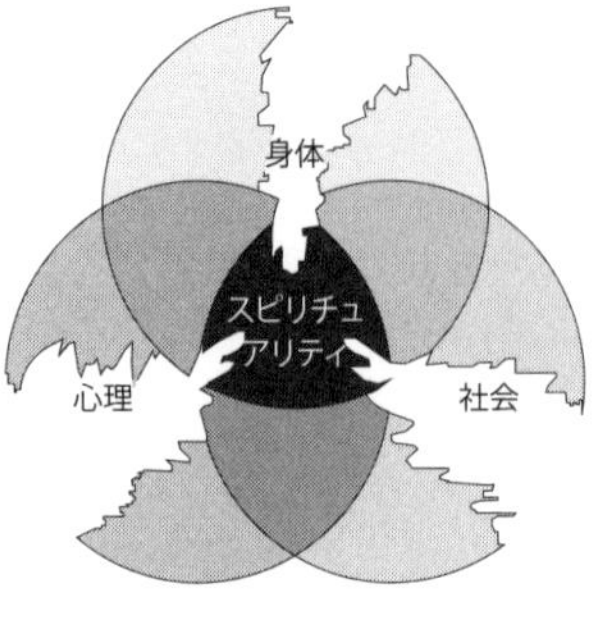

図3　スピリチュアリティがより強く、その力を発揮するとき

さて、ここでもう一度先述した「スピリチュアルペインとは何か」の項に戻ってみよう。そこでは、村田は『看護に活かすスピリチュアルケアの手引き』の冒頭で緩和ケアの臨床では、患者のスピリチュアルペインとは、

・人生の意味・目的の喪失
・衰弱による活動能力の低下や依存の増大
・自己や人生に対するコントロール感の喪失や不確実性
・家族や周囲への負担
・運命に対する不合理や不公平感
・自己や人生に対する満足感や平安の喪失
・過去の出来事に対する後悔・恥・罪の意識
・孤独、希望のなさ、あるいは死への不安

といったさまざまな苦しみである、と言われている。

と述べていたが、右記のすべての状況は、「スピリチュアリティが求める真に拠り所とな

る他者の不在の結果生じる、その状況における自己と他者との関係性のあり様が肯定できないことから生じる苦痛」、すなわち僕の「スピリチュアリティ」の定義に基づく「スピリチュアルペイン」そのものであることが、わかるだろう。

スピリチュアルケアとは

さて、スピリチュアルペインとは、スピリチュアリティが、その特性を適切に発揮できていないことから生じる状態であることは、もうおわかりいただけたと思う。それでは、そのケアはどうすればよいのだろう。

スピリチュアリティが適切にその特性を発揮できるように支援することができれば、スピリチュアルペインは軽減・改善できることになり、すなわちスピリチュアルケアになるのであるが、そのためには、真に拠り所となる他者を求めることの支援をすればよいことになる。あるいは、その人に関わる人々が、その人にとって真の拠り所として出現できれば、そのこと自体がスピリチュアルケアになるのである。

真に拠り所となる他者とはいかなる存在か

「自己と他者」論の中で、展開した僕が考える他者をもう一度お示ししてみよう。

他者とは、誕生から現在に至るまでに関係した、あるいは関係している、さらには関係するかもしれない、

①人々：家族、友人、恋人、知人、故人、教師、宗教者、尊敬する人、ケアスタッフなど

②その時点でその人を形成している人々以外の存在：

神仏、宗教、信仰、哲学、思想、死後の世界

音楽・文学・美術などの芸術

自然、居心地の良い環境、大切な人の形見、ペットなど

つまり、他者とは、人間のみならず、その人と関わりをもつ、その人にとって欠かせない大切な存在も含むと考えたわけである。

神仏や信仰は真の拠り所

とすれば、神仏や、それらを核とする宗教は、それを信じる人々にとっては、無条件に、真に拠り所となる他者になるだろう。

そして、どのような状況でも、その信仰に基づき、自己のあり様を肯定できるようになるのだろう。

もちろん、神も仏もいないのかと天を仰ぐしかない状況もあるだろう。そのような中で、信仰が揺らぐこともあるだろう。

それでも、人は、真に拠り所となる他者を求めつづけるのである。それは、人間は人間らしく存在しつづけるための人間特有の資質であるスピリチュアリティを備えているからであることは、すでに述べてきた通りである。

揺らぐことのない信仰をもっていない場合はどうなるのか

ここに、一つヒントがある。

それは、佐藤泰子の『苦しみと緩和の臨床人間学』（晃洋書房、二〇一一）の中にある「苦しみと緩和の構造」シェーマZという図である（図4）。

この図の中の右上に「苦しい事柄」がある。左上には「こうあってほしい理想的状況」がある。まず、誰でも「苦しい事柄」に対しては「NO」と考えるだろう。

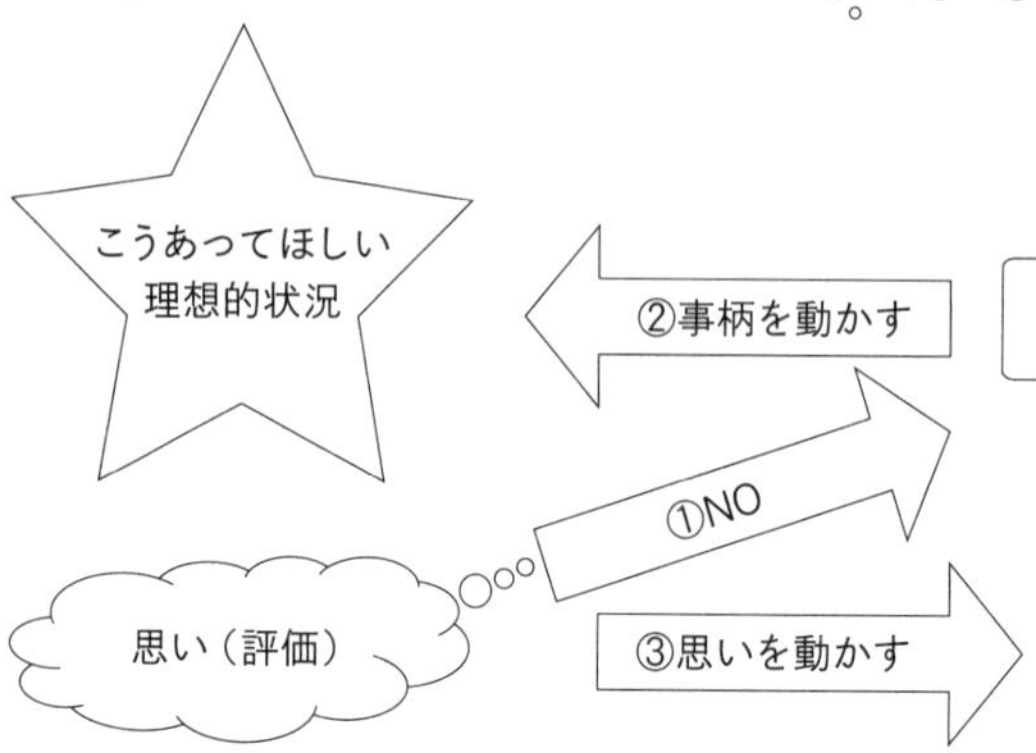

図4　苦しみと緩和の構造（佐藤泰子『苦しみと緩和の臨床人間学』より一部改変）

では、どうすればよいのか。たとえば「苦しい事柄」が「がん」だったとする。「こうあってほしい理想的状況」とは「がんが治り、通常の生活に戻ること」だろう。

つまり、この場面では「がん」と診断を受けて、苦しい思いをしても、がんが治るような治療を受けて、「がんを治すこと」ができれば、その「苦しい事柄」は解決できることになる。

だが、もしこの「がん」が治癒困難な「進行した末期のがん」だったらどうだろう。「こうあってほしい理想的状況」をいくら願っても、状況は悪化しつづけていく。変えることのできない状況の中で、それに対して「NO」と言って「こうあってほしい理想的状況」を求める限り、そのギャップは時間と共に、ますます大きくなり、その苦しみは増すばかりである。

佐藤は、現実を変えられないのであれば、その現実に対する「NO」という、その思いを変える（思いを動かす）しかない、つまり、現実が変えられないのであれば、その現実との向き合い方を変えざるを得ない、なぜなら向き合い方を変えなければ、苦しくて生きられないからだ、と言っている。

スピリチュアリティが働きはじめる

ところで、この「思いを動かす」ためには、苦しい現実の中で、真に拠り所となる他者が必要になってくる。

われわれは、変えることのできない現実と向き合いながら、真に拠り所となる他者を求め、その他者との関係を通して「思いを動かし」その現実との向き合い方を変え、その状況における、自己のあり様を肯定し、人間らしく、自分らしく生きようとするのである。

すなわち、この変えることのできない苦しい現実の場面では「スピリチュアリティ」が働きはじめているということである。

ところで、佐藤は先述した、その著書の中で「『思いを動かす』ためには、苦しい思いを語り尽くすこと、その語り尽くす過程で、自己の思いが明確になり、苦しい事柄の意味の変更が始まり、新しい意味に出会う」（要約）と言っている。

つまり、語り尽くすとは、内省を深め、新しい意味、すなわち新しい自分に出会うプロセスそのものであると、言っているのだ。

そして「語り尽くすためには、自分の意見やアドバイスなしに、ひたすら、その語りを聞き、理解してくれる聴き手が必要なのだ」（要約）と言っている。

また、佐藤は「『聴く』は、あくまで、苦しみを『語る』人に寄り添い、苦しい当事者が自らの力で解決に向かうためのお手伝いをすることなのです」とも言っている。

佐藤が言っている「聴き手」は、苦しみを語る当事者にとって、まさに、「真の拠り所」として出現していることがわかる。

そして「苦しい当事者が自らの力で解決に向かうためのお手伝いをすることになるのです」とは、スピリチュアリティの定義を踏まえれば「苦しい当事者のスピリチュアリティが働きはじめ、真の拠り所として出現した「聴き手」との関係を通して、変えることのできない苦しい現実との向き合い方を変え、自己のあり様を肯定するようになっていく」という意味になるだろう。

そうなると、絶対的な神や揺らぐことのない信仰を拠り所にしていない人々にとって、真に拠り所となる他者とは「当事者の思いに、共感しながら、ひたすら耳を傾けてくれる人」ということになる。

真に拠り所となる人は傾聴してくれる人

つまり、人が人をケアする、臨床現場や、対人サービスの現場では、スピリチュアリティが求めている、真に拠り所となる他者とは、スピリチュアリティの意味や傾聴の意味を十分理解したうえで、その苦しい当事者の思いを、共感しながらとことん傾聴できる人ということになる。

本当に傾聴だけで、真の拠り所となれるのか

ここで、またキューブラー・ロスに戻ってみよう。彼女が「安楽死を望む人には、どう対応したらいいのでしょうか」という問いに「それはみなさんのケアが足りないからですよ」と言い、全人的苦痛について説明してくれたことを思い出していただきたい。

その全人的苦痛の説明の中で、彼女は身体的苦痛、社会的苦痛、心理的苦痛の三つの苦痛を、しっかりとケアすれば、スピリチュアルペインは自然に癒やされますよ、と答えてくれたのだ。

しっかりケアするとは、相手の思いを聴き、確認し、共感しながら、丁寧に、誠実に、具体的にケアするということだろう。

身体的な問題にも、社会的な問題にも、そして心理的な問題に対しても、共感をもって傾聴し、そのうえで、誠実に丁寧に具体的に対応してくれる存在は、その困難に直面している人にとっては、真に拠り所となる存在だろう。

そうなのだ。真に拠り所となる人は「具体的な困難に直面している人々の具体的な課題に

も適切に対処しながら、共感しつつその人の苦悩を傾聴できる人」ということになる。キューブラー・ロスが言っていた、三つの苦痛を丁寧にケアすれば、すなわちそのようにケアする人々は、その人にとっては、真に拠り所となる他者として出現するわけであるから、その人は、それらケアする人々との関係を通して、自己のあり様を肯定できるようになるのだ。

ここまでの、スピリチュアリティ、スピリチュアルペイン、スピリチュアルケアの思索を通して振り返ってみると、彼女の答えの意味が、明瞭になってくる。

キューブラー・ロスの言う、三つの苦痛を丁寧にケアすれば、その人のスピリチュアルペインは自然に癒やされるとは、このことだったのだ。「さすがです、ロスさん」と言いたくなるではないか。

これに関連したエピソードを紹介してみたい。

五〇歳の乳がん患者さんがいた。その女性は、乳房のしこりに気づいたが、病院に行くのがいやだったので放置していた。しかし病気がだんだん広がってきて、乳房の皮膚の表面にまで病巣が達して出血するようになってしまった。隠しきれなくなりご家族に告白すると、ご家族は驚いて病院に行くようすすめた。けれど、彼女はかたくなに病院へ行くことを拒否したのだ。

途方に暮れたご家族が彼女ともども、僕がいた桜町病院のホスピスの相談外来を訪れた。外科医でもあった僕は、治る、治らないは別にして、出血だけでも制御できるように手術をすすめた。しかし彼女は、それもかたくなに拒んだ。やむを得ず、外来での症状コントロールと病状悪化時のホスピス入院を前提に、しばらくホスピスの外来で経過を診ることにした。やがてがんは脊椎にも転移して歩行も不自由になり、また病巣も自分では処置できなくなったため、ホスピスへ入院することになった。入院後も病状は進み、やがて下半身麻痺になり、ベッド上の生活になった。

その後も病状は進行し続け、僕が彼女に残された時間は、あと二、三週間かもしれないなと思っていた頃の回診時であった。一通りの診察を終えたとき、彼女は突然のように「先生、変だと思うかもしれませんが、私はまだ死にたくありません」と言ったのだ。

僕は彼女がずっと病気を意識して放置してきたし、その結果として悪化した病状も受け入れていたので、死んでいくということも受けとめていると思っていた。だから、「まだ死にたくありません」と言われたときに思わず「どうしてですか」と聞いた。

すると彼女は「私はこのホスピスに来てから、私に関わってくれたスタッフ、ボランティアのみなさんと出会えたことが、とてもうれしかった。その方たちとまだ別れたくないんです。だからもっと生きていきたいんです」と言った。

身体も衰弱し、下半身麻痺で排泄もベッド上というつらい状態であろう彼女が「もっと生きたい」と言ったのだ。そしてその理由は「関わってくれた人たちと別れたくないから」ということだった。

スタッフやボランティアが彼女に何をしたかというと、彼女の最大の趣味である読書の継続を支えることであった。彼女は、病状が悪くなってからも読書を継続していたが、ボランティアさんたちが彼女の希望する本を図書館から借りてきたので、枕元にはいつも本が置いてあった。やがて体力が落ちて本も持てなくなった。それでも読書をする意欲は続いていた。一枚の紙であれば自分で持って本が読めるということで、スタッフが彼女が読みたいと希望する本を一ページずつコピーした。コピーされた一枚は自らの手で持つことができ、読書が継続できたのだ。そういうことを丁寧にやってきた。つまり、彼女はそんなふうに自分を大切にしてくれた人たちともう少し一緒にいたいから死にたくない、と言ったのだった。

ここだな、と僕は思う。その人の置かれている状況におけるその人の思いをしっかり受けとめ、その思いに誠実に対応する。結果として、関係者がその人にとっての真に拠り所となる他者として出現すれば、その人はその困難な状況のなかでも、内省を深め、思いを動かし、自己肯定することができるようになるのだ。その当時はまだ、スピリチュアルペインやそのケアを意識していたわけではなかったが、振り返ってみれば、ホスピススタッフやボランティアの皆さんは結果的に、彼女のスピリチュアリティを支え、スピリチュアルケアをおこなっていたということになるのである。

以上のように変えられない現実をも、一つの希望に転換できる、関係性への視点は、僕がホスピスケアを通じてたどり着いた、人間の根源的な苦悩に対する本質的な回答のひとつであり、人間観である。

どんなに苦しい状況でも、この人とだったら自分は生きられると思えるような関係性を築くことができれば、現実は転換でき、事態は打開できるのだと思う。そして、そのことの理論的根拠が、先述してきたスピリチュアリティとスピリチュアルペインとケアのあり様なのである。

僕は前述してきたことを踏まえれば、緩和ケアにとって、もっとも大切なケアは、適切な緩和医療を受けたとしても、なお生じてくる、その状況において自分らしく生きることができていない状態、すなわち、自己のあり様を肯定できない状態から生じる苦痛（スピリチュアルペイン）に直面する人々に対するケア、すなわちスピリチュアルケアであると考えている。

なお、緩和医療と緩和ケアの関係については、V章で後述しているので参照していただきたい。

さて、読者の皆様、誰もが生まれながらにして持っている、どのようなときでも、自分らしく・人間らしく生きようとする人間の特性・スピリチュアリティの存在について、ご同意いただけるだろうか。また、それに由来するスピリチュアルペインやそのケアに関しても共有いただけただろうか。

レジリエンスとユマニチュード

僕がようやくたどり着いたこの人間観は、実はさまざまな人間観やケアのあり様につながっていることがわかってきた。ストレスを跳ね返し、トラウマを克服しようとする力であるレジリエンスと、認知症ケアの定番ともいえるユマニチュードについて、僕が展開してきたスピリチュアリティやスピリチュアルケアと絡めながら書き述べてみたい。

レジリエンスとスピリチュアリティ

まず、レジリエンスとスピリチュアリティとの関係について言及してみたい。

僕がレジリエンスという言葉に出会ったのは二〇一七年一月のことであった。その年の六月に横浜で開催される予定の日本緩和医療学会より、シンポジウムにおけるシンポジストの依頼があったのだ。そのシンポジウムのテーマは「わが国におけるエンド・オブ・ライフケアの現状と課題——最期まで患者のレジリエンスを支えるために」というものであった。

このとき初めてレジリエンスという言葉を知ったのだ。だが、意味がわからなかった。すぐにネット検索をした。ネット上ではありふれた言葉であるかのように、嫌というほど検索できた。要するに、僕が知らなかったというだけのことであったのだ。

僕は、早速、五冊ほど、レジリエンスに関する書籍を求め、熟読してみた。そして気がついた。どうやら、これは僕が研究してきたスピリチュアリティと同じもののことらしいと。

早速その理由をご紹介してみたい。

たとえば、セルジュ・ティスロンは、「レジリエンスとは心理学領域ではトラウマを乗り越え、かつまた不都合な環境の中で自らを構築し続けていく能力」（セルジュ・ティスロン『レジリエンス——心の回復とは何か』安部又一郎訳、白水社、二〇一六、p.7）と言い、「レジリエンスは、人によって程度に違いはあっても、誰もが備えている力である。この力のおかげで、我々は環境の破たんや、それに帰結する内的な混乱と折り合いをつけることが可能となる。この力は、事故や病気、喪失といった例外的な出来事の際に介在するだけではなく思春期クライシス、中年期や更年期、初老期といった人間の正常な発達段階でも働く」（前掲書、p.162）とも言っている。

右記をまとめてみれば、レジリエンスとは、どのような状況でも、自己のあり様を肯定しようとする力である、と言ってもいいのではないか。とすれば、これは、僕が到達したスピリチュアリティの定義「スピリチュアリティとは、どのような状況でも、自己のあり様を肯定しようとする人間の本質的特性である。ただし、そのためには、真に拠り所となる他者が必要である」と同義であることが、おわかりいただけるのではないだろうか。

ユマニチュードとスピリチュアルケア

まず、ユマニチュードとは何かについて触れておきたい。ユマニチュードという言葉は、一九四〇年代、植民地に住む黒人が自らの黒人らしさを取り戻そうと開始した活動「ネグリチュード」に起源をもち、一九八〇年、スイス人作家のフレディ・クロプフェンシュタインが「人間らしくある状況」を「ネグリチュード」を踏まえて「ユマニチュード」と命名した(『ユマニチュード入門』医学書院、二〇一四、p.5)という。

そして、①見る(ケアをする人は、ケアを受ける人の正面から、その視線をつかみに行く)、②話す(いきなりケアの話に入らない。自分の行っているケアの様子を言葉にする)、③触れる(広い面積で、ゆっくり、優しく、いきなり顔や手に触れずに、上腕や背中などから触れる)、④立つ(人間の尊厳は立つことによってもたらされる側面が強い。清拭の際に、足の裏で手を押すことが出来れば立つことができる。ベッド上で足を持ち上げられれば、歩けるかもしれない）（前掲書要約）という四つを柱としたユマニチュードというケアの技法を生み出したフランス人の体育教師、イブ・ジネストとロゼッ卜・マレスコッティは、一九九五年「さまざまな機能が低下して他者に依存しなければならない状況になったとしても最期の日まで尊厳を持って暮らし、その生涯を通じて〝人間らしい〟存在であり続けることを支えるためにケアを行う人々がケア対象者に「あなたのことを、私は大切に思っています」というメッセージを常に発信する、つまりその人の〝人間らしさ〟を尊重し続ける状況こそがユマニチュードの状態である」と定義した（前掲書、p.5）。

このユマニチュードの状態とは、もはや読者の皆さまにはどのような状態かおわかりだと思う。他者に依存せざるを得ない状況でも、その人が自己のあり様を肯定できるように支援している状況であり、つまり、その人のスピリチュアリティの働きを支援しているのである。したがって、ユマニチュードとはスピリチュアルケアそのものと言えるのだ。そして、スピリチュアリティは、誰もが備えている人間本来の特性であり、認知症であったとしてもそれは持ち続けているのだから、ユマニチュード＝スピリチュアルケアは成立するのである。だとすれば、ここでも、キーワードは「真に拠り所となる他者」だろう。そして、ユマニチュードの四つの柱を丁寧に展開する介護者は、ケアを受ける側からすれば、真に拠り所となる他者として出現するのである。

ホスピスケアの領域でも、心理学の領域でも、認知症ケアの領域でも、同じ人間を対象にしているのである。ケアを極めようとすれば、当然「人間とは何か」を考えざるを得ず、それを突き詰めれば、スピリチュアリティ、スピリチュアルケア、レジリエンス、ユマニチュードなどと表現は違っても、同じような結論に到達することは、必然のことだったのである。

現実との向き合い方を変えるために

さて、人は誰でも死ぬ。いつか死ぬのはわかっているけれど、さまざまな希望を抱きながら、死のそのときまで生きていくのが、人生である。

誰しも「もう治らない」という事実は受けとめがたい。理屈としてはわかっていてもなかなか受けとめきれず、心のどこかで「もしかしたら」とか、「そうは言っても、きっと」という希望を抱きつづけるのも、命あるものであればごく自然なことだ。

生きていくうえでも、病気と向き合っていくうえでも、希望は人生を支える重要な心の働きであることは間違いない。「治りたい」という思いも、前向きに生きていくための力の源になるだろうし、「今の状態が少しでもよくなれば」という思いも、誰もがもつ希望だろう。しかし、そのように「治りたい」とか「よくなりたい」という希望は、終末期の時間を生きる患者さんにとっては、かなえることは難しい。

かなえることが難しい現実を前にして、かなえられない希望にすがっていても、苦しみは増すばかりである。変えられない現実は、どんなに嘆いたとしても、変えられないからだ。

ではどうすればよいのか。先述したように、現実が変えられないのであれば、まずはその現実を受け入れ、そしてその現実との向き合い方を変えるのだ。というか、変えるしかないのである。

苦しい事柄を、すんなりと、すぐに受け入れられる人はいない。苦しい事柄とは、つまり自分が望まない状況である。最初は誰もがその苦しい事柄を否定しようとする。しかし、この苦しい事柄は事実なので、いくら否定しても、その事柄そのものは変えられない。現実を変えられないのであれば、その思いを変えるしかないということである。

当事者である本人が、自分の置かれている現実の中で、その現実と向き合いつつ、どう生きたらいいのか。その直面している現実は決して幸福なものではなくて、しかもこれからだんだんと過酷になっていくような状況にある。

死に直面するとは、人生が、まもなく閉じていくということであり、それまでの日常生活を支えていたものが一つずつ失われ、崩壊していくプロセスでもある。

このような状況では、その状況のただ中にいる人々が、どう生きたいのかが問われてくる。つまり、まわりがその人に何をしてあげられるかよりも先に、その人自身がどう生きたいのかがまず問われるのだ。その答えが見えてきたときに、まわりはそれをどうサポートするかということになる。だから、本人のどう生きたいかがわからなければ、その人に対する支援は、まわりの推測に基づいたものになり、本人の思いとずれが出てくるだろう。

ケアのスタート地点

だから僕は、患者さんと初めてお会いするときに一番肝心なことは、本人が自分の置かれている現実とどう向き合おうとしているのかを確認することであると考えている。

たとえば、在宅ホスピスケアは、それまでいろいろな治療を受けてきたけれど、もう通院治療は限界だという段階に至って開始されることが多いが、まずは、その時点での病状認識の確認とその病状認識のもとに今後の過ごし方をどうしたいのかの確認をして、初めてケアがスタートするのである。

具体的には、日常生活におけるさまざまな場面についての確認になる。たとえば、

「食事はとれていますか？」

「食欲はありません」

「じゃあ、どのぐらい食べられますか？」

「ほんの少しです」

「ほんの少しというのは、たとえば元気だった頃に比べたらどうですか？」

「二割ぐらいです」

こういったかたちで具体的に聞いていく。具体的に聞くということは、患者さんが自分のことを具体的に確認するということだ。だから、「少しです」と患者さんが答えた際、「ああ、そうなんですね」と応えただけでは、それで終わってしまう。そこで、「なるほど、少しなんですね。少しだとすると、それは病気になる前と比べてどうですか？」と一歩踏み込むと、「半分以下ですね」とか「一割かな」などと、より具体的な答えになり状況が見えてくる。「ああ、そうすると今はお元気な頃に比べて一割ぐらいなんですね」「ええ、そうです」となる。このやりとりは、ご家族なり、キーパーソンの同席のもとでおこなう。

ほかにも、「動けますか？」

「何かにつかまれば、動けます」

「じゃあ、一カ月前はどうでした？」
「一カ月前はひとりで歩けました」
以上のような具体的な質問の一つひとつは、以前に比し、現在の状況がよくないというこ
とを否応なく確認することになるプロセスになる。
そのうえで「これからあなたの在宅での療養をお手伝いしていくにあたっての、現状はお
およそわかりました。今までの治療の経過や、今お聞きした現状を踏まえて、ご自分では病
気の現在の状態についてはどんなふうに考えていますか？」と尋ねるのである。
日常生活の食事の状況や動き方や、排泄などの具体的な質問には、スムーズに応えてくれ
ていた患者さんが、この現状認識の質問になると、しばし沈黙することが多い。否応なく、
自分の状態が悪いということを言わざるを得ないからだ。そして、ときには涙ぐみながら
「もう長くないと思います」とか、「もうよくならないと思います」のような言葉が出てくる。
「もう長くないと思っているんですね」、「もうよくならないと思っているんですね」と、そ
の言葉を、そう言わざるを得ない心中に共感しながら反復し、僕はあなたの言葉をこのよう
に受けとめましたが、間違っていませんかと、確認することになる。
患者さんは「そうです」と、ときにため息をつき、応えてくれる。僕は、「もし、そうだ
としたら、これからどんなふうに過ごしていきたいと考えていますか。われわれは、あなた

の生き方を応援しますよ」と核心にふれられる。ここからが、本当の意味でのケアのスタートになる。

現実を変えることができなければ、その現実との向き合い方を変えることにならざるを得ないことは繰り返し述べてきた。向き合い方を変えることができなければ、変えることのできない現実の前で苦悩しつづけるだけだからだ。

向き合い方を変えるということは、内省を深めながらその状況と折り合っていくことでもある。そして、内省を深めるためには、前述のように現状を確認、現実を共有するところから始まるのだ。

大変な現実がいま実際に起きているし、これからもっと大変なことが起こるかもしれない。しかし、どんな困難な状況でも、そのことを共有し、できる限りあなたのお役に立ちたいと考えている応援団がちゃんとここにいますよ。それは家族や、われわれ医療者、あるいは別の誰かかもしれないけれど、とにかくあなたひとりでそのプロセスを歩むことはないんですよ、と約束するのだ。

そしてそれをちゃんと実現していくことで、患者さんはまさにそこに生じた関係性に、生きる拠り所を見出すことが可能になっていく。これはスピリチュアリティの特性に基づいたスピリチュアルケアの考え方の基本なのである。

施設ホスピスケアの限界

一九九一年からスタートした聖ヨハネホスピスでの仕事は、順調だった。ボランティアのみなさんとの交流、ご遺族のみなさんとの交流と、ホスピスケアが着実に地域に根付きはじめていることを実感する日々でもあった。

多くの患者さんも、それまでの一般病院からホスピスに転院できたことを喜ばれた。だが、ホスピスケアに携わるようになって五年目頃から、命の危機に瀕し、心身の困難に直面している人々は、がんだけではない。ホスピスケアの普遍性を考えれば考えるほど、医療保険制度上、ホスピス（緩和ケア病棟）で、ケアを提供できる主な疾患が終末期のがんや、エイズの末期に限られている現実の前で、これでいいのかと、自問自答するようになっていた（現在ではエイズは疾患と共存できるようになっているため、ホスピスを利用することはまずない）。

さらには、「ここでのケアには満足しています。でも、本音を言えば、家にいたかったです」という言葉も、何人もの患者さんから聞かされた。ホスピスケアはがん患者さんに限らず、命の危機に瀕し、心身の困難に直面しているすべての人々に必要なケアであると考えるようになっていた僕の頭の中に、「本音を言えば、家にいたかったです」という、患者さんたちの言葉も重く脳裏に潜むようになっていた。

そのような思いを抱えながら、ホスピス赴任七、八年を過ぎた頃から、僕は次の展開を模索しはじめていた。当初から、まずは何があろうとも十年はホスピスで仕事をやってみようと考えていた期限が迫ってきていたこともあったが、ホスピス病棟もうまく機能しはじめ、僕よりも若い医師も経験を積み、たいていのことには対処できるようになっていた。やがて彼らにここを任せられるだろうと思えた。

だが、回診で患者さんの病室を訪れるときは、同じ空間に年長の僕がいれば、医師として前面に出るのはいつも僕になってしまう。今後若い彼らに現場を担っていってもらうことを考えると、いつまでも僕が中心になっていたら、ここにとってよくないだろう。僕が現場にいない時間を作らなければ……。

それで立ち上げたのが、聖ヨハネホスピスケア研究所だった。僕は所長を務め、スピリチュアルケアについて研究しながら、ホスピスケアを担う後進医療者の育成に努めた。結果として、ホスピス病棟に顔を出すのは週に二、三度に減った。

また、時代の流れも僕の気持ちを変えはじめた。その頃、診療報酬が高くなったこともその理由であるが、ホスピス（緩和ケア病棟）が各地で徐々に増えはじめたことにより、終末期のがん患者さんたちがケアを受ける場は増えてきていた。

それはホスピスケアがより多くの人々に届けられることを願っていた関係者には喜ばしいことだった。だが、一方では、緩和ケア病棟の立ち上げが緩和ケアの理念の実現ということよりも、診療報酬が高くなったことに基づく病院経営の一つの戦略になっている懸念もあった。緩和ケアという看板を掲げていても、実態が伴っていなければ、そこでは患者さんは納得のいくケアを受けることができない可能性がある。緩和ケア病棟が、内科病棟、外科病棟と同じように、病院の中の一つの病棟として位置づけられ、そこに関わる医療者だけのケアで完結してしまうとしたら、本来あるべきホスピスケアのかたちがゆがめられ、一般病棟とあまり変わらなくなってしまう。

ホスピスケアの理念は施設という閉じられた空間にはそぐわない。病院は、ホスピスケアという大きな広がりのなかの一つの要素として存在しているべきではないか。ホスピスケアは病院という閉じられた場所よりも、もっと開かれた場で展開され、根づいていかなければならないのではないか。その思いは日増しに強くなっていった。

そして、二〇〇一年一〇月から一年間、休職した。次なる道を模索するためだった。二〇〇二年一〇月に再びホスピスへ戻ったが、ホスピスケアの本来の在り方は地域の中にあると考えるようになり、二〇〇五年一〇月、ホスピスケアを地域の中で、との思いのもと、志を同じくした仲間たちとケアタウン小平チームを立ち上げ、僕は在宅ホスピス医へと舵を切ったのだ。

Ⅳ　ケアの現場で学んだこと

医師という立場を離れて

一九九〇年の初夏、福島県郡山市に住む母に肺がんが見つかった。集団検診で異常が見つかり、その後の精密検査で肺がんが確定したのだ。早期の肺がんであった。そのときを境に僕は、がん患者の家族という立場になったのである。

母は、あと二、三年の命なら、手術はしたくないと言った。しかしおそらく早期であることも聞いていた僕は、その時点での最善の方法は手術であることを説明したうえで、最終判断をくだすのは母自身だが、一度も挑戦せずにあきらめることには反対だと伝えた。父を含め、親族の誰もが母の発病に動揺し、一様に嘆いていたが、嘆いていても現実は変わらない。僕は、その状況でできる最善を尽くしていくほかはない、と説いた。

母には身近なところで治療を受けてもらおうと思い、その頃僕が住んでいた千葉市にある、僕の出身大学でもある千葉大学病院で手術を受けてもらうことにした。そして、僕は知人の呼吸器外科医の外来に付き添うことになった。大学病院はかつての僕の職場でもあり、その頃は我が物顔で闊歩していたところなのに、あらためて患者家族として踏み入れた病院内部は、その頃とはちがう顔を見せていた。外来にたどり着くまでに経なければならない手続きもいくつもあり、案内表示を頼りに人の波をかき分けながら一つずつクリアしていく状況は、病を抱えた身にはこたえるだろうと感じずにはいられなかった。

外来の待合室で待っているあいだ、僕は医者ではなくひとりの患者の家族になっていた。担当医は、友人ともいえるような間柄であったが、母とともに診察室に入り、母の側に座ったとたんに、同じ医師同士である彼に対する自分の立場が、急速に弱いものになっていくことを感じた。彼はいつもと変わらず誠実に接してくれていたのだが、不思議なほど僕の気持ちは萎縮していた。彼は変わらなかったが、母の命を彼にゆだねる、患者の家族という立場になったことで、僕の気持ちが変化していることを感じさせられた。

僕自身は当時から、医師と患者という枠組みを超えた関係を築きたいと考えていた。医師と患者のあいだに上下関係などはなく、ともに歩むパートナーシップという関係で捉えてきたつもりだった。しかし、ひとたび患者の家族という立場になってみると、いくら医師が対等に振る舞っているつもりでも、病気の治療に関しては医師に全面的にゆだね、お世話になるほかはない患者側の心理としては、なかなかそうはいかないことを実感したわけである。逆にいえば、医師である僕が患者さんに対して普通に接していたとしても、相手はそうは捉えていないかもしれないことに気づかされた。

　そのとき感じたことは、人の運命を左右するかもしれない立場にある専門家は、その専門性ゆえに、より謙虚であらねばならないということだった。同じひとりの人間であるということに加えて、さらに相手は自分が弱い立場に置かれていると感じているかもしれないことを、意識して向き合わなければならないのではないかと考えたのである。その意識の持ちようがプロなのだとも考えた。

　求められる役割をきちんと果たしていくことは専門家として当然のことである。たとえば、僕の場合、外科医のときは外科医としての役割を求められたし、ホスピスではホスピス医としての役割を求められる。期待される役割を果たす場で取り交わされる会話や言動は、どんなに丁寧にしたつもりでも、専門性ゆえにその関係性のなかに「上下関係」が潜むことは大いにあり得る。専門家はそういう立場であることを、自覚しておくべきだろう。これは患者の家族という立場になってみてわかったことだった。つまり、専門家は、どんなに謙虚でも、謙虚すぎるということはないのである。

　ところで、母であるが、幸い手術も術後経過も順調に過ぎ、いつもの日常性を取り戻すことができた。しかし、患者の家族という立場を経験したことは大きかった。母は、その後再発もなく、順調に年を重ね、晩年には認知症になってしまったが、最終的には老衰で、自宅から旅立っていった。

さて、若いときや、知識や経験が足りないときには、どうしても自分の弱さを認められなかったり、弱さを隠すために強がってしまったりということがある。医者であれば、専門用語をたくさん使って偉そうに振る舞うこともあるかもしれない。しかしながら、率直にいって、若ければ若いなりにしか、人は求めていない。たとえば若い医者に対して、患者さんはベテランであることを求めていない。その若い医師が、何とか患者さんの役に立ちたいと思ってそばにいるだけでも、十分患者さんたちには嬉しいのである。自分の身の丈以上のことはしなくても、伝わるものである。

自分が難しいと思ったら素直に認めて、「いま、自分は勉強中で、ここまでならわかるけれども、これ以上はわからないから調べてきます」「先輩に相談してみます」と、未熟さを相手にさらけ出しながらも、その時点での最善を尽くします、という姿勢を伝えることができれば、年齢に関係なく信頼できる存在になれるし、そういう信頼関係を築くことも十分可能なのである。

老いという変化を受け入れる

最近ある患者さんと話していて、実感させられたことがある。

その方は脳卒中後の麻痺があった。麻痺を抱えながらも自分でできることは自分でやろうと、まわりを頼らずにひとりでなんとかしようと努力していた人だった。しかし、老化が進み日常のひとつひとつのことが自力では困難になってきてしまった。その方は一人暮らしでもあったため、日常の些細なことで次第にSOSが出ることも増えていった。そこで、周囲の関係者が、老人ホームやケアハウスへの入居をすすめた。しかし、本人は、「ここでの暮らしが気に入っているから、できるだけここで生活したい」と譲らなかった。

自分では、まだやれると思っている。あるいは、そろそろ限界かもしれないと思いつつも、まだがんばりたいという気持ちがある。まだ現実を受け入れていない、揺れている状態のときに、まわりがとやかく言っても、それが善意に基づくものであったとしても、なかなか受け入れられるものではないのだ。

こういった場合には、待つしかない。その人が自ら一人暮らしの限界を感じたときに、初めて自分の中で、折り合いがつくのである。

折り合いがつくということは、現実を受け入れる、ということだ。日々の生活の中や、いろいろな場面で大変な思いをすることが増えていって、これ以上は無理かなということを実感したときに初めて、次への橋がかかるのだ。先のステップに進むことは、本人の実感が伴わない限りは、つまりまわりが説得しようとしても難しいものである。ただし、そのような人に関わる関係者は、その人が現実と折り合いをつけたときから、次へのステップを考えるのではなく、その人の心の変化を待ちながらも、折り合いをつけた後に、すみやかに次の事態に備えられるような準備はしておいた方がよい。どんなにがんばっていても、やっぱりそのときはやってくるからだ。

別の九〇歳の男性の話だ。彼も伴侶を亡くして一人暮らしをしていたが、自立して生活することを第一に掲げて、その信念を貫いてきた。

でも、お風呂に入るにも時間がかかり、着替えるにも大変な困難を伴うようになっていた。さらには、相手の話している声が聞き取りにくくなってきていた。そういったことが増えてきたある日の訪問診療時に、彼は唐突に「悟りました」と言ったのだ。僕が「何を悟ったんですか」と尋ねると、「これまでなんとかがんばってきましたけれど、私が体験していることの大変さ、これは老化ですね。私の身体は老化しているということを悟りました」と言い、

「私は老化を受け入れることにしました」。そして「老化を受け入れることにしたら、楽になりました」と笑顔で言ったのだ。

それまではなんとかやってきたから、がんばりつづければそれまでの生活が継続できると思っていた。しかし、いくらがんばっても、元には戻れない。なぜできないのかと問うた末に、これは老化だと気づいた、ということだった。

彼が嘆く日常生活の困難さの原因が老化によるものであることは誰の目にも明らかだったが、本人はそうは思っていなかった。だが、ついに自分で自分の老化を認めたのだ。それは、内省を深め、思いを動かした瞬間でもあった。

つまり、自分なりに「従来の自分」を保とうと思って運動し、食事にも気を遣い、いろいろ努力をしてきたけれど、結局思ったようにはならなかった。目標としてきた従来の自分と現実の自分とのギャップに戸惑い、うろたえ、苛立ち、自分自身に怒りを感じることもあった。しかし時間が経つにつれ、ありたい自分と、現在の自分とのギャップはどんどん開いていくことになる。いくらがんばっても、その目標にはもうたどり着けないということを彼はある日実感したのだ。

そして「いくらがんばっても難しい。よくよく考えてみたら私は九〇歳だ。これはやっぱり老化なんだ」と気づいたということである。そして、老化を実感したと語った彼は同時に

「もう老化と戦うのはやめました」とも言い、「あとは自分の身の丈にあったことを、自分のできる範囲でやることに決めました」と話してくれたのだ。

右記の二人は、いずれも、自分の変化を認めたくなかった例である。できないことを認めたくない、老化だと認めたくない。認めたくないからそれに抗おうと戦ってきたが、戦えども戦えども、思うようにならない。思うようにならないと、怒りや不安や苛立ちを感じることになって、心の平穏はなかったのだ。

二人の話からもわかるように、とにかく本人が自分の現実に直面して否応なくこれが自分の現実なんだ、と認めるところまで待つことが大切なのだと思う。

助言を求められればアドバイスはするが、がんばっている人に対して「無理をしないでください」などと言うのではなく、がんばる人が自分なりにがんばり通した結果、変えることのできない現実に直面して、その現実を受け入れるか、あるいは折り合って初めて次の世界が開けるのだということを、この二人の方は教えてくれるのである。

老いのプロセスの先にある死

それまでできていたことが少しずつできなくなっていくのが老いだとすれば、その老いのプロセスの先にあるのが死である。

若いときはいくらでもやり直しがきくと思っていたことが、年をとるにつれて、春が夏になり、秋になり、冬になり、そしてまた春がやってきても、それは一年前の春とはちがう春だということを実感するようになる。

僕は腰痛をもっているのだが、朝起きたときに腰が痛かったり身体が思うように動かなかったりする、そういう日が増えていくと、いやでも老いというものを意識せざるを得ない。誰にでも平等に訪れるものだとわかっていても、できるだけ先延ばしにしたいという気持ちはあるし、いずれ来るものだとしても、自分でできる工夫や努力をして、できるだけ長く元気でいたい、ということも偽らざる気持ちである。しかし、努力しても変えようもないものがあることに次第に気づきはじめる。

そしてその先にあるのが死である。しかし、日々、人の死と向き合う僕であっても、ふつうに生活できて、動くことができているあいだは死を我がこととして捉えるのは難しいな、と思う。

当たり前のことではあるが、僕も含め自らの死は、誰もが初めて直面するものである。知識としてわかっていても、いざ自分がその場面の当事者になってみないと、実際にはどんなふうに感じ、どんなふうに世界が見えるのかはそのときにならなければ、わからないのだと思う。

老いは突然訪れるものではなく、明確に線が引かれるものでもない。定年、還暦といった人生の節目を示す出来事は、自分が人生のどのあたりの段階にいるかの目安にはなるが、老いの実態そのものはごく個人的なものだ。

疲れが全然とれないとか、日常動作が鈍ってきたとか、以前より体力が落ちてきた、そういったひとつひとつが老いていくサイン、プロセスである。それらのプロセスは段階的に確実に死につながっている。

老いのプロセスは、劇的な変化ではないが、できることが徐々に減っていくということなのである。重要なことは、日々身体に起こることは、自分にしか感じることのできないということだ。まわりにはまだまだ老いてはいないと強がりを言っていたとしても、実は、ふとしたときに自分でも老いを、否応なく気づかざるを得ない場面が増えるのである。

変わらない現実に抗おうとしているあいだは、戦っているわけである。戦っているあいだは、望むような結果が見えてこないとやっぱりだめだと負けたような気持ちになってしまう。でもあるときにこれはいくら戦っても変わらない、今起こっていることが現実なんだと思ったときに、ただ嘆いていても始まらないので、どこかで折り合いをつけるほかないということになる。先ほども述べたように、思いを動かし、現実を受け入れるということだ。

変えられない状況を変えようともがくのであれば、心に平穏が訪れることは見込めないが、変えられないことを変えようとする努力ではなく、変えられないことは変えられないという状況のなかでどう生きるかを考えようと折り合いをつけることができれば、次が見えてくる。

ところで、できないことが増えていくというのは、変化するということである。ただし、その変化は当然のことながら、身体的にはそれ以前より悪い状態への変化なのである。体力が落ちてくれれば、だんだん社会参加の機会も減る。すると、だんだん社会から置き去りにされるような、取り残されるような、ひとりぼっちになっていくといった、孤立に対する不安も出てくるだろう。まわりから必要とされなくなっていくことに対する恐れもあるだろう。それは、いろいろなものを失っていくプロセスそのものでもある。時の経過とともに事態はさらに進行していくわけである。

しかし、嘆いていても始まらない。ここでも結局は、変わらない現実とは折り合って納得していくしかないということになる。折り合って初めて、人生を肯定できる。

そしてできることが減っていくプロセスが積み重なると、死に至る。死は、すべてを手放すということでもある。

生きていることを肯定する

高齢社会が進み、老いの問題は個人の生き方の問題としてだけでは片づけられなくなった。生物としての人が老いて死んでいくのは自然の摂理だが、人は最期まで尊厳をもっている。いろいろなものを失っていく過程では、その尊厳を自分だけでは守ることが困難になってくる。結果的に、生きる意味を見失ってしまうこともあるだろう。しかし、先述してきたように、人には誰にでも、どのような状況でも自己のあり様を肯定しようとする、すなわち尊厳を守ろうとする人としての特性＝スピリチュアリティがある。その人を取り巻く周囲や社会には、そのスピリチュアリティが適切に機能できるように支援することが求められているのである。

要するに、人間はどんな場面だって、人間として生きていたいし、人間として生きていることを肯定したいのだ。人間として生きていることを肯定できるかどうかは、自分と周囲の関係性が最期の場面まで肯定できるかどうかにかかってくる。

関係性によって生きている人間にとって、社会生活から離れたり、さまざまな他者との関係が希薄になっていくということは、取りも直さず自己の存在そのものが危うくなっていくということを意味している。

マザー・テレサは、カルカッタの路上でいまにも亡くなりそうな人を、「死を待つ人の家」に連れていき、身体をきれいに洗い、飲み物を口に含ませ、あなたは大切な人なのですよというメッセージを伝えて、その旅立ちを見送った。路上でそのまま露のように消えていくはずだった命は、最期の場面でのその関係性によって、尊厳あるひとりの人間として旅立つことができるのである。これこそがまさにホスピスケアである。

ホスピスケアの基本は、まもなく亡くなってしまうにしても、きちんと尊厳ある人間として生きていくことを支えよう、その人が最期まで生きる意味を感じながら生きていけるように支援しようというものだ。これはつまり病気だろうと、老化だろうと、あるいはもっと日常的なさまざまな問題だろうと、最終的にはその人が存在する環境のなかで、どれだけ生きる意味を見失わずに生きられるのか、ということでもある。それはまさに真に生きる拠り所となる他者との関係性が作れるかどうかという点に尽きるのである。

具体的には、高齢者のみなさんが社会参加できるような場面や環境を整えて、より長く社会での役割を保てるようにすることである。それすらままならないくらい心身が衰えてきてしまったら、それはやがてくる最期の場面に近づいたということだ。そういう場面が来たときでも、その人がそれまで培ってきた関係性を損ねることなく最期の時間を迎えることができるようになれば、その人は最期の場面まで誰かと関係性を結ぶことができ、その関係性のうえで生きる意味を最期までもてたということになるのではないだろうか。

繰り返すが、病であろうが、老いであろうが、どんな状況でも前述してきたことは変わらない。結局のところ、いかにスピリチュアリティが働けるかという問題に収斂《しゅうれん》していく。スピリチュアリティの持つちからは、人間として生きていくための普遍的なものだからである。

誰もが関係性のなかで生きている

高齢化とセットで語られる少子化の問題も、この国に暗い影を投げかける。ただでさえ不安定な国際情勢や、少し先の将来のことすら見通せない、先行きの不透明な時代に、子どもたちの未来を案じる声は、僕のような立場の人間にも届いている。

僕が施設ホスピスから地域でのホスピスケアへと立ち位置を変えたとき、ケアタウン小平には、クリニックや訪問看護ステーション、居宅介護支援事業所、デイサービスのほかに、子育て支援の場所も準備した。ケアタウン小平という空間を、地域の子どもたちの居場所、拠り所にできればと考えたのだ。

午後にはフットサルのできる中庭でサッカーに興じる少年たちの姿があって、「いつぷく荘」入居者やデイサービスの利用者はその様子を眺めることもできる。

また、ケアタウン小平チームが、お互いに応援し合いましょうと、地域のみなさんに呼びかけておこなう年一回の大きなイベント「ケアタウン小平応援フェスタ」のときには、必ず子どもたちが楽しめるイベントを用意する。ケアタウンの敷地に老若男女の喜びに満ちた声がいっぱいにあふれるのである。

なぜ、在宅ホスピスと子どもたちがつながるのか、疑問に思う方もいるかもしれない。しかし、この視点こそが、僕が地域の中の在宅ホスピスケアを構想するうえではずせない要素であり、僕の考え方の核心にあるものだ。

桜町病院の聖ヨハネホスピスで、亡くなっていく人とたくさん向き合ってきて、「生きている意味が見えない」「早く終わりにしたい」と訴える患者さんたちの声を耳にしてきたことはすでに述べた。その悲痛な訴えは人生がもうすぐ終わるからということよりも、こうありたいと願っている自分の有り様と、その願いとは大きく異なる現実とのギャップが受け入れられないために生じていることも、スピリチュアルペインの項で詳述したとおりだ。

繰り返しになるが、人は関係性のなかで生きているし、関係性のなかでしか、生きられない。悲しい、苦しい、楽しい、うれしいといった人間の感情のすべては、他者との関係性が引き起こすものである。だから、生きる意味がないという悲痛な思いも、必ず他者との関係性がもたらすものだということになる。

その〝意味がない〟という思いは、その時点でその人が置かれている状況における他者との関係性の在り様が肯定できないために生じてきているということである。そうであれば、その人にそう感じさせている他者との関係性を変えることができれば、その人の苦悩も変わり得る。周囲との関係性のなかで、自分はひとりの人として尊重されているし、この状態でも生きていていいんだ、と変わり得るのである。

子どもたちも含め、老若男女問わず地域の人たちが集まれる場所があるということは、そこで互いに悩みを相談したり、話をすることができるかもしれない。居場所があれば、交流が生まれ、新しい関係性が作られる。そういったつながりが、安心して暮らせる地域社会を育むのではないだろうか。

われわれが子育て支援にも取り組む理由は、今まで何回も繰り返し述べているように、人は誰でも、年齢に関係なく自分の在り様を肯定しようとする人間としての特性、すなわちスピリチュアリティを持っているからであり、しかし、そのスピリチュアリティが適切に機能するためには、真の拠り所が必要であることを、ホスピスケアに取り組む過程で学んできたからだ。

そして、子どもの教育の場面でも、子育て中の母親にしても、そこで起こる困難は、すべてその場面における、困難に直面する人と他者との関係性に依拠している。子どもであれば、子どもを取り囲む環境、学校や友だちや家族との関係が、そうさせていることになる。だから、子育てに悩む親にも、子ども自身にも、ケアタウン小平の存在が、その拠り所の一つになれれば、という思いがあるのである。

子どもに関してはもうひとつ述べておきたいことがある。

仏教の言葉でいうところの生老病死については、身近にいる両親や、おじいちゃん、おばあちゃんたち、人生の先輩が、自らの変化してゆく姿をしっかりと子どもに示すことが大切だと思う。おじいちゃん、おばあちゃん、お父さん、お母さんは老いて死んでいく存在なんだということを、リアルに実感してもらうのが一番たしかである。

そして一番自然なのは、子どもにとっての祖父母にあたる年代の関係が、子どもの年齢を考えても理想的な関係かもしれない。祖父母が離れて暮らすことが多くなってはいるが、そういう場面にあるおじいちゃん・おばあちゃんのところを頻繁に訪ねるとよいだろう。病院という緊張する空間ではなく、ときどき遊びに行って、泊まって、一緒にお風呂に入ったり、一緒に寝たりもした、おじいちゃんおばあちゃんの家という場で、おじいちゃん、おばあちゃんが年と共に変化し、やがて老いて死ぬということを知って成長すること、それこそが、僕にとっての師でもあるアルフォンス・デーケン先生が提唱している最大のデス・エデュケーション（死への準備教育）になるだろう。

本当は家にいたい

在宅ケアが開始されるときに「できる限り家で過ごしたいけれど、自分のことが自分ではできなくなってきたら、家族に迷惑をかけたくないのでホスピスに入ろうかと考えています」という患者さんは少なくない。

一番苦しいのは病んでいるその人のはずなのに、そんな状況にあっても家族にはこれ以上大変な思いをさせたくない、という。

だが、その言葉の裏には「本当は家にいたいけど」という本音が隠れていることが多い。「迷惑をかけるから、最期は病院でいい」と語る患者さんに、僕がそれは本音ですかと問いかけると、ほとんどの方が「本音を言えば家にいたいです。でも家族には迷惑をかけたくないんです」と言う。

病状が進めば、体力も低下し、自力ではできなくなることが増えていく。一つひとつの場面で、家族に手伝ってもらうことが増える。でも、家族にもそれぞれの生活がある。死んでいく自分が、これから生きていく人のために負担になってしまってよいのだろうか、と葛藤する。

死という問題と絡んで、生産性がなくなってしまったこの自分のために、家族に自分たちのこれからの未来の時間を費やしてもらってまで、自分は家にいたいとは思わない。迷惑という言葉にはそういった意味合いも含まれているのである。

大切な家族に負担をかけたくないという気持ちは、ごく自然な気持ちの流れでもあるともいえる。

だが、たとえば末期がんの場合、自力では自分のことができなくなるぐらい病状が進んだ場合、多くの人は一カ月を超えて生きることは難しい。そこで、状況にもよるが、僕は患者さんにこのように語りかけることもある。

「あなたは迷惑をかけるとおっしゃる。たしかにそうかもしれない。でもほかの人たちの例からいえば、誰かの力を借りて生きなくちゃいけないような時間を迎えてしまったら、そこから先は一カ月も時間はないことが多いんです。一カ月もないかもしれない時間を、本音を言えば家にいたいあなたが『迷惑をかけるから』って遠慮してしまったとしたら、そしてご家族がそれに気づいたとき、この先、あなたの最期の思いをかなえられなかったと悔やみながら生きることになるかもしれません。あなたの役割は『迷惑をかける』という発想ではなく、ご家族を後悔させないということではありませんか。あなたが亡くなった後もご家族が、あなたの思いに応えることができたと胸を張って生きていけるようにしてあげることも、あなたの大切な役割だと思いますよ」

実際問題として、日々の暮らしは大切だし、この先の生活のこともある。たしかにいろいろなことを考えなくてはならない。けれど残された時間がわずかだとしたら、その少ない時間を家族に後悔させないために、本音のとおり、家にいるという選択をしてみたらどうですか、ということなのである。もちろん、最期の大切な時間を家族だけに任せるわけではなく、われわれ患者さんに関わる医療者もケアマネージャーもヘルパーも、でき得る限りのサポートをすることは言うまでもないことである。

このような話をすると、患者さんの中には「じゃあ、家にいてもいいかな」と〝折り合う〟人もいる。もちろんさまざまな事情があるので、決して押しつけるわけではない。考え方の一つとして提示するのだ。

多くの場合、右記のような会話の前に、ご家族と、今後の話をしておくのである。家族の中には、先の見えない介護であれば、やはり病状が悪化した場合にはホスピスなどへの入院を考えている方も少なくないが、自力で動けなくなるほど病状が悪化した場合には、一カ月も時間はないことを伝えると、「そんなに短いんですか」と我に返ったようになり、そうだったら、いろいろやりくりをしてでも家で看てあげたいです、と覚悟を決める家族もいるのである。そのようにご家族とあらかじめ今後の確認をした後に上記のような会話になることがほとんどなのだ。

亡くなるプロセスは変わらない

ただ、そうは言っても家族側の事情で、どうしても仕事が忙しい場合もある。家にいる患者さんのことは気がかりだけれども、生きていく以上は働かなければならない。仕事に行かなければならない。

もし、自分の不在中に亡くなってしまったらどうしよう、という不安はぬぐえない。それを避けるためには、やはり、ホスピスや病院にいてもらいたいと考える家族も少なくはない。しかし、亡くなるというプロセスは、どこにいても変わらない。だとすれば、それが起こった場合の受けとめ方の問題ということになる。

四六時中付き添っていられない場合、病院にいても、自分がその場を離れている時間は生じる。その間に病状の変化があれば、病院から連絡が入って、駆けつけるまでのあいだに息を引きとるかもしれない。あるいはぎりぎり間に合って、死に目に会うことはできるかもしれない。自分が間に合わなくても、病院なら医師や看護師がいて看取ってくれるだろう。家で療養していて、仕事から帰ったら亡くなっていた、という状況は避けられるだろう。けれど、そのために家にいたいと望む患者さんを病院に入院してもらうとしたら、本当にそれでよいのだろうか。

誰もいないところで死を迎えさせないということに価値を置くのか、最期の時間がたった一人であったとしても、最期は家で迎えられたことに価値を置くのか。読者の皆様はいかがだろうか。

たとえば、本人は家にいることを望んでいた。しかし、自分には仕事があった。そのため、最期は一人きりだった。そのことで自分を責めるのではなく、最期の時間を本人が望んでいた家で迎えさせることができた。だから、よかった、と思うことはできないだろうか。

救急車は呼ばないで

ただし、この話は、訪問診療が入っていることが前提である。そうであれば、死亡確認に訪問医が往診し、その経過から病死と診断できる。もし、訪問診療が入っていなければ、事故死か変死ということになり、警察が入り、検死を余儀なくされてしまう。

気をつけたいのは、家にいる場合には、家族以外の人、たとえばヘルパーさんが見つけるかもしれない。そういうときに、息が止まっていることにびっくりして、救急車を呼んでしまうと、ご本人がせっかく「家にいたい」と望んだことが無駄になってしまうかもしれない。だから関係者には必ず「救急車は呼ばないで訪問診療医に連絡して」という確認をしておくことを忘れてはならない。みんなにわかるように貼り紙をしておくのもよいかもしれない。

こうした価値観の転換とその共有ができれば、「迷惑をかけるから病院」という選択はしなくて済むかもしれない。本音をいえば、最期の場面くらい、少々迷惑をかけてもいいのではないだろうか。みんな生まれるときにはお父さんお母さんにたくさん世話をかけて、その後も手をかけて育ててもらってきたわけだから、亡くなるときぐらい、逆の関係でお世話してもいいのではないだろうか。もちろん、こういう不確実な時代である。仕事を辞めてまで看取りを、ということを求めているわけではない。あくまでも考え方の一つとして提示してみたのである。

日常を支えるボランティアのちから

ここでは、まず僕がいた桜町病院聖ヨハネホスピスでのボランティアの存在について書き述べてみたい。僕ら医療者や、患者さんに関わるさまざまな職種の人たちは、その職業としての専門性をもって患者さんと関係することになる。専門職として役割を果たすのが、僕らの務めでもあるからだ。すると、どんなに対等な関係を意識していても、僕らの前では、「患者さん」は、やはり「患者」を意識せざるを得なくなってしまうだろう。

ボランティアは、そういった専門職以外の患者さんのニーズに応える役割を担っている。たとえば、患者さんの話し相手になるとか、部屋の花瓶の水を替えてあげるとか、心細いから誰かそばにいてほしいという思いに応えることなどである。ボランティアとしての活動は、専門家でなくてもできる日常的なことが多いが、しかし、その日常性は、患者さんにとってはかけがえのない一瞬一瞬であったりする。だからこそ、その日常性を支えるボランティアの存在は大切なのである。

患者さんは医療の空間のなかでは基本的には「患者」であるけれども、もちろん社会人でもある。ボランティアのみなさんと患者さんは、社会人対社会人としての関係性が築けるのである。そのような関係性を通して、社会から取り残された存在ではないことを確認できるのだ。

しかし、ボランティアはホスピスチームの一員でもある。誰でもよいというわけにはいかない。ホスピスの患者さんたちは、病状の進行に伴い、さまざまな心身の困難に直面しつつ、また、遠くない死を予感しつつ、日々を送っている人々だ。だから、ホスピスボランティアとして活動するためには、いくつかのハードルがある。それは、患者さん・ご家族を守るためのものである。

なお、聖ヨハネホスピスでボランティア活動に参加できる条件について説明してみよう。
まずは、毎年五月から六月までの二カ月にわたって行っているホスピスボランティア講座を受講していただくことになる。講座は九〇分の講義を週一回、計八回で構成されている。

そこでは、まずホスピスの理念に関する講義から始まり、次いで、ホスピスにおける医師や、看護師の役割を、それぞれの立場から講義し、また、実際に活動している現役ボランティアからの活動報告もある。

それら講義を受講することがボランティア活動に参加していただく必要条件になる。その後、活動希望者は面接を受け、また、週一回、最低週四時間以上の活動、および守秘義務の順守を約束できた人だけが、ボランティアとして受け入れられる。

以上のことは、やはり、ホスピスケアの理念をきちんと理解している人に、最期の時間を過ごす人のそばにいてほしいからだ。

人生を締めくくることになる時間は、やはり特別なものだ。実はボランティアとして参加することは、亡くなっていく人のためだけのものではない。ボランティアをする人のためのものでもあるのだ。そこで亡くなっていく人とともに過ごした時間は、ボランティアのみなさんにも、特別なものをもたらしてくれるだろう。そしてそれがやがてボランティアのみなさんを通して、社会にも伝わっていくことになるだろう。

次いで、現在僕が参加しているケアタウン小平チームにおけるボランティアについてもふれておきたい。

ケアタウン小平チームにおけるボランティアのあり様は次のようなものだ。

まずは毎年二月に開催される半日のボランティア講座に出席し、講座修了者のうちのボランティア活動希望者を面接し、守秘義務の順守を約束していただいたうえでの、活動への参加という段取りである。

その活動は、ケアタウン小平デイサービスセンター利用者のための、お菓子やケーキ作り、あるいはスタッフサポートや、ケアタウン小平の二、三階にあるアパート「いつぷく荘」入居者の配食サービス支援などである。ちなみに、二〇一七年末時点で、登録ボランティアは約九五名いるが、その約二割は、ご遺族なのだ。われわれが在宅ホスピスケアを通して支援した、患者さんのご遺族が、今度はわれわれの活動にボランティアとして参加し、応援してくださっていることになる。

生きがいに変わる趣味

僕自身の趣味は映画鑑賞くらいで、ほかに趣味といえるようなものはないのだが、最期の時間を過ごすときに趣味は大きな力をもつことを、患者さんから教わってきた。

聖ヨハネホスピスにいた頃には、絵の好きな人であれば、もう絵を描くことができなくなったとしても、その人が描いてきたものを飾って個展を開くようなこともよくやってきた。みんなにも見てもらえるし、本人も自己回想ができる。自分の最期の場面で自分が表現してきたものをまとめて、みんなにシェアすることは、人生のまとめの段階で生きていた証を見つめ直す、とても意義のあることだと思う。

それは、最期の時間を過ごす支えにもなる。どんな趣味でもよいが、体力が落ちてきても続けられるような趣味だとなおよいのかもしれない。

たとえば、絵手紙などはホスピスでもボランティアのみなさんが教室を開いておこなっている。描いたものを自室に飾って楽しむこともできるし、メッセージをしたためて友人に送ることもできる。

俳句、川柳といったものもおすすめだ。僕が在宅で看取った人に、川柳が好きで、訪問診療に行くたびに新しい川柳を披露してくれた男性がいた。僕が喜ぶことを、彼も喜んでくれていて、互いに楽しみにしていたのだ。毎週訪問したときに新しい作品を聞いてみんなで笑ったり、ときにはコメントする。帰るときに「じゃあ、また来週作っておいてください」と言うと、彼はきちんと新作を披露してくれた。それは日々の生活のなかでも、一つの目的をもって過ごせるし、生きる力にもなっていたのではないだろうか。

自己表現したものを共有する人がいるということは、張り合いもあるし、コミュニケーションの一種にもなる。医師対患者の関係性を越えて、同じ人間同士の対等な関係性が築けることになる。

その人が作った川柳を僕はその都度カルテに書き留めた。いくつかご紹介してみよう。

「ガンだとさ　これでボケずに　死ねそうだ」
「死ぬときも　いっしょ　仲よくしようガン」
「おいガンよ　俺が食わせて　いるんだぞ」
「本家より　分家がげんき　俺のガン」

うまいなと、感心させられた。

桜町病院聖ヨハネホスピスで出会った患者さんでは、仏典の研究を最期の日々の支えにしていた人もいた。その人は、状況が悪くなればなるほど、元気なときにはわからなかった仏典の意味が理解できるようになりました、と言って、仏教の教えを身をもって理解しつつあると教えてくれた。

生きることを支えてくれるものであれば、なんでもいい。具合が悪くなってから英会話を始める人もいる。おそらく、その英会話を活用する場面はやってこないだろう。だが、使う場面がなくたって勉強しはじめる人がいるのだ。

翻訳業を生業にされていて、ベッドの上でもずっと翻訳を続けていた人がいた。はじめはいずれ出版したいという思いでやっていたのかもしれないが、次第にそれは難しいだろうという状況になっても、起きてから眠るまで、体力のもつ限り翻訳の作業に没頭していた。はたから見ていると、この方は自分の病気のことを忘れているのではないのか、と心配になるほどだった。しかし、あるとき病室を訪れると、「先生、ところで、ここの教会で私の葬式はできますか」と尋ねられた。それを聞いて僕は、ああ、この方は、自分の病状はきちんと認識されていて、それでも今自分がやるべきこととして翻訳を続けていたんだ、ということがわかった。

翻訳を続けるということが、この方の、今を生きることを支えていたんだなと思わされたエピソードだった。

仏典の研究にしても、英会話にしても、死が近づいているから、それをしても意味がないということではなく、何か新しいことを学ぶというのは、どんなときでも、新鮮で楽しいことなのかもしれない。いずれにせよ、それが、その日一日を生きることを支えていることは間違いない。

限られた大切な時間だからこそ、本当にしたいことと向き合える、とも言えるだろう。窮地にいるはずなのに輝いてさえも見える。そんな姿を何人もの人から教えられた。そういったことからも、最期の時間をいかに生きるかという自分なりの答えを見出せるのではないだろうか。

「おいガンよ　俺が食わせて　いるんだぞ」という川柳にしても、死が近いその状況でそう詠めるのは、すごいことだと思う。アルフォンス・デーケン先生が「ユーモアというのは、『にもかかわらず笑う』ことだ」と言っていたのを思い出す。大変な状況であるにもかかわらず、ユーモアを忘れない。そんな生き方ができるとしたら、また人生の最終章でそんな姿をまわりに見せることができたら、とてもすばらしいことだろう。

V 「死」も「生きる」の一部

死を自分のものにするために

わが国が今後直面すると予測されている大問題がある。二〇二五年問題と言われているものだ。そのとき、いわゆる団塊の世代が後期高齢者と言われる七五歳を一斉に超え、老化に伴うがんや、慢性疾患、老衰などで死に直面する人が急増し、結果二〇一四年時点よりも、約三〇万人以上も多くの人が死亡すると予測されているからだ。何が問題かと言えば、一つには、現状のままでは、それら急増する死者の受け皿が足りないため、死に場所難民が出るかもしれないということである。

それだけ多くの死者が予測されても、それらの人々のために、新たな入院施設を整備することは難しいからだ。なぜなら、それらの施設は、いずれそれら後期高齢者がいなくなってしまった後には、使われない負の遺産になってしまうことがわかっているからである。だからこそ、新たな入院施設ではなく、生活の場である在宅での看取りを増やさざるを得ないのである。

次なる問題は、苦痛さえ緩和できれば、平穏な死を迎えられるはずの、少なからぬ人々が、その臨死状態時に、その状況が、理解されないままに、救急病院へ搬送され、本人を苦しめる意味しかない救命処置を受けてしまう可能性が高いということである。それらの人々は、仮に救命されたとしても、多くの場合、臨死状態時以上に改善することはなく、苦しみを継続させる延命医療の後に、悲惨な死を迎えることになる。結果的に、無意味とも思える救命処置のための救急搬送が急増し、本来の意味での救急患者のための救急医療体制が危うくなるかもしれないのである。

二〇二五年問題は、死に場所難民が出るかもしれないという問題と、あるべき救急医療の崩壊という二つの大きな問題を包含しているのだ。

以上のように、二〇二五年問題は、わが国が直面する社会的な大問題として考えられており、それに備える準備として、住み慣れた地域で最期まで過ごせることを目的にした地域包括ケアシステムの構築に向けて、国を挙げた取り組みが、今行われている最中である。

以上のことは社会的な問題として注目されているが、しかし、問題の本質は、そのときを生きることになる人々が、どのように生きて、どのように自分の最期を迎えたいと考えるのかという個人の問題なのだと、僕は考える。

先述した、死に場所難民の問題も、救急医療体制の崩壊の問題も、社会の問題と考えるよりも、そのような時代を生きる自分の問題として考えるべきなのである。

　これまで繰り返し述べてきたように、僕が外科医だった頃は、治療の結果としてやってくる死は医療の敗北だった。死に至る病であれば告知はせず、病状の変化から、患者さん自身が、自分はもしかしたら死ぬのかもしれないと考え、そのことを確認しようと医療側や家族に問いかけても、みな「大丈夫。がんばればよくなる」と言って励まし、患者さんを死から遠ざけた。そして、患者さんには苦痛を与える意味しかない無意味な延命医療を行ってきた。多くの患者さんは、自分らしく生きることもできずに、苦痛と不信と孤独のなかで最期の時を迎えていた。そういう時代だったのだ。

　そのような時代背景のもとに、人間らしい、自分らしい最期の生き方を求めて、わが国のホスピスケアは発展してきた。

　現在ではⅢ章でも述べたように、インフォームド・コンセントという概念も浸透してきている。最期の過ごし方を考える機会もなかった頃に比べれば、少なくとも生き方を選ぶことは可能になってきた。本人がどう生きるか考えられるという意味においては、ずいぶん時代が変わったなという実感はある。

　しかしながら、現実には、自分が死に至る病気になって、初めてどうすればよいかを考えはじめることも多い。あるいは、今後高齢者の増加に比例して増加する認知症の問題もある。

認知症の症状が重度であれば、状況判断が自力では困難な場合も増えてくる。その場面で、自分はどう生きたいのかという意思表明が難しいのだ。人生の最期をどのように生きればよいのかを考えるには、そうなってからでは、遅いのである。

たとえば、老化による機能低下によって、嚥下《えんげ》（ものを飲み込むこと）がうまくできなくなり、誤嚥《ごえん》性肺炎を繰り返す人がいる。口から食事をする限り誤嚥性肺炎を繰り返すので、医療側からは経口摂取の中止を提案され、とりあえず点滴が始まる。が、問題が解決されたわけではない。問題は老化による嚥下機能の低下である。嚥下リハビリによって、嚥下機能が回復する場合もあるが、老化が止められない限り、いずれ同じ問題は起きてくる。要するに、老衰なのだ。昔であれば、老化による衰弱で、枯れるように死を迎えていたはずなのである。

だが、現在では腹壁から胃に直接チューブを留置し、そのチューブから流動食を注入する「胃瘻《いろう》」という手段がある。そのため、医療側から「胃瘻」をどうするかという提案がなされる。「胃瘻」を造らず、そのまま水分補給を中心にした点滴で経過を診ることもできるが、もちろん老化による衰弱は進み、ほどなく死を迎えるだろう。その場合、点滴という医療行為はあるにしても、自然死に近い経過をたどることになる。

「胃瘻」を選択すれば、新しい食事の経路ができるので、栄養や水分はそこから補給されるため、生命の延長は可能になる。また、誤嚥性肺炎のリスクも減らせるが、自分の唾液で誤嚥性肺炎を起こすこともあるので、誤嚥性肺炎がなくなるわけではない。

だが、老化を止めるわけではないので、多くの場合、時間の経過と共に、老化は進み、自力でできることは減り、やがておむつをつけられ寝たきり状態になる。それでも、食欲の有無にかかわらず栄養と水分は補給されつづけ、「胃瘻」という手段がなかった時代であれば、すでにあの世に旅立っていたはずの人々は、寝たきり状態のまま、生きつづけるのである。

このことは読者であるあなたに、あるいはあなたの身近な人に起こり得る話なのだ。だから、これは、あなたの問題なのだ。しかしながら、「胃瘻」を造るかどうかの状態に直面している場合、あなたは認知症である可能性も高く、「胃瘻」を造るのか、造らないのかに対して、あなたが明瞭な意思表明をできるとは限らない。

だからこそ、今から、その日に備えて、それを望むのか、望まないのかの意思表明を、家族や周囲にしておいたほうがよいと思う。あなたの代わりに、「胃瘻」を造るかどうかの判断を迫られ、どちらを選んだとしても後悔するかもしれない家族を守るために、である。

胃瘻とまったく同じ意味なのに、胃瘻よりましと誤解されている栄養補給方法に、経鼻経管《けいびけいかん》栄養法がある。鼻腔《びくう》を通して胃まで栄養や水分を補給するためのチューブを入れる方法である。胃瘻同様、嚥下困難で誤嚥性肺炎を繰り返し、経口摂取できない人のための栄養補給法であるが、二週間に一回ほどチューブの交換が必要であり、その都度鼻腔からチューブを入れ替えるため、苦痛の多い方法なのだ。どうしても胃瘻か経鼻経管を使って栄養補給を選択せざるを得ないなら、胃瘻の方がその人にとっては、はるかにましだろう。

ところが、胃瘻に対するマイナスイメージが先行しているため、胃瘻は拒否するが、胃瘻よりましな栄養補給法と誤解して経鼻経管栄養法を受け入れる家族も少なくない。完全な誤解なのである。

最近では胃瘻や経鼻経管栄養のみならず、同じような状況で、中心静脈栄養法（鎖骨下静脈等の中心静脈に点滴用チューブを留置し、そのチューブから高カロリーの輸液を点滴する方法であり、通常二四時間かけて、一日に必要と思われる量を点滴する）が提案されることがあるが、抱える問題は胃瘻と同じである。ただし、この方法は、無菌的処置が必要であり、介護施設などでは難しい。

以上のように、人生の最期をどういうふうに迎えたいかという視点で、今後はそういった医療手段に関しても事前に学んでおくことも必要だろう。自分の思い描く最期の生き方の青写真があるのであれば、それに反する選択はしないことを、あらかじめ周囲と話し合っておくとか、文書化しておくことは非常に大切なことだ。

それが、生前の意思表明、「リビング・ウィル」である。ここ最近は「終活」とか「エンディング・ノート」といったかたちで一般にも浸透してきているようだ。

先述もしたが、「住み慣れた地域で最期まで」のスローガンのもとに、それを叶える概念として、多職種連携による地域包括ケアシステムを構築しようとする動きが広がってきてはいるが、それらも、本人がどう生きたいかという本人の意思があって初めて意味あるものとして有効に機能するものだ。

だからこそ、最期の時間が近づいてきたときに起こってくる、身体の変化に対応する医療の選び方を、できれば元気なうちから、家族や周囲ときちんと話し合って確認しておくこと。これが二〇二五年問題に対する最低限の対策だろう。

グループホームでの看取り

ここで、僕が経験したエピソードを一つご紹介してみたい。九〇代の独居女性であったが、認知症が進み、自立した生活が困難になりグループホームで暮らしていた。自力では歩行できず移動には車いすが必要だったため、僕が訪問診療を引き受けていた。

その彼女が、誤嚥性肺炎を起こし、治療のため急性期病院に入院した。肺炎自体は、入院後の治療で改善したが、嚥下機能テストで経口摂取は困難と判断された。病院側からは、今後の対応として、経口摂取の中止と、それに代わる方法として胃瘻か中心静脈栄養法が提示されたが、家族は断った。

なぜなら、家族は彼女が六〇代なかばに、日本尊厳死協会に入会し、先述した「リビング・ウィル」を示していることを知っていたからだ。家族は、もはや清明な意思表示のできない彼女の本来の意思を尊重し、老衰による平穏な、自然な死を選んだのである。

その時点での彼女の状況は、食事は中止になっていたが、一日一〇〇〇ミリリットルの点滴が行われ、また二時間おきに吸痰処置も行われていた。しかし肺炎自体は治癒していたので、病院からは、退院か転院を迫られていた。

家族はできれば住み慣れたグループホームに帰したいと考え、僕に相談してきたが、そのためには、いくつかのハードルがあった。最大のハードルは、二時間おきの吸痰処置が必要な状態だった。吸痰処置の経験のない介護士が中心のグループホームで二時間おきの吸痰処置は不可能であった。また、そのグループホームでは、いまだ看取りの経験がなかったのである。

僕は、家族とそのハードルをどのように乗り越えるか話し合った。まず、第一のハードルである二時間おきの吸痰処置をどうするかについて話し合った。なぜ、食事も飲水もしていないのに、それほど頻回に吸痰処置が必要なのか。僕はそれは口腔内や気道からの分泌物が多いからであり、それは、体内に入る水分量の多さに起因していることが多いということを説明した。

そのうえで、この時点で、何がもっとも大切なことなのかについて確認し合った。改善できない状態で死に向かうのであれば、より苦痛の少ない、穏やかな最期ではないかということと、そうであれば、その死のときまで、苦痛を増す要因を極力避けることが大事ではないかということであった。そして、吸痰処置は、口腔の奥まで吸痰用のチューブを挿入し痰を引くため、患者さんにとっては耐えがたい医療処置になる。

ところで、老衰やがんの末期などで身体が衰弱し、経口摂取ができない場合、水分補給目的で点滴がなされる場合も少なくない。そして、その場合、体内に入る水分量と、痰の量には相関関係があることは、今までの臨床経験でわかっている。であれば、体内に入る水分量を調整することによって、痰の量を減らすことは可能である。

つまり、退院後は入院中より点滴量を減らせば、痰の量を減らし、吸痰処置も減らせる可能性が高い。そうであれば、彼女が住み慣れたグループホームに戻ることは可能になる。彼女の場合、点滴を中止し、後は、老衰の自然経過に任せるという考え方もあったが、一日一〇〇〇ミリリットル入っていった点滴をいきなり中止することは、家族の心情を考えれば提案できなかった。

そこで、家族と話し合い、われわれの経験上、老衰のプロセスにいる彼女に対する退院後の点滴は五〇〇ミリリットル位が適量と思われることを説明し、それによって痰の量がどうなるのかの推移を見守ること、ある程度、その経過がわかるまでは、吸痰が必要なときには医療側が二四時間対応することを提案した。家族は、それでグループホームに戻れるのであれば、また吸痰処置を減らせることで、彼女の苦痛も軽減できるのであれば、異論はないということになった。

次にもう一つのハードルである。彼女は彼女が戻ろうとしているグループホームで初めての看取りになるということであった。ケアスタッフの中には人の死を見たことのない若いスタッフもいた。そこで、施設側と話し合い、スタッフに、僕と訪問看護ステーションの所長の二人で、人の死のプロセスなどの講義をさせてもらった。そして、医療上の問題は全面的に二四時間対応することの約束をした。それを受け、グループホーム側も彼女が帰ってくること、そしてそのまま看取りまでおこなうことに合意した。

そのようにして、彼女は数年を過ごしてきたグループホームの自室に帰ってくることができたのである。医療は一日に一回は訪問し、吸痰を行い点滴はリスクの少ない皮下点滴（腹部の皮膚の下に点滴する方法）を二四時間かけて行うようにした。つまり介護スタッフ側が、吸痰や点滴に関与しなくてもよいようにしたのである。介護スタッフには、口腔ケア、排泄介助、清潔介助など、および、異変があれば医療側に連絡する役割を担ってもらった。退院後、数日は、一日二回ほどの吸痰が必要であったが、それ以降は、ほぼ医療側が訪問したときに行う一日一回の吸痰処置で済むようになった。グループホームのスタッフもこれなら見守れますと、日常介護を続けた。

彼女は一日の多くをベッド上でウトウトしながら、苦痛表情もなく過ごし、ときには笑顔を浮かべ、ケア終了時には「ありがとう」と言うこともあった。もちろん全身の衰弱は進み、まさに枯れるようなプロセスであったが、家族もケアスタッフも、落ち着いて見守ることができた。退院後二カ月、彼女は、自分のエネルギーを燃やし尽くすように、しかし苦痛表情もなく、淡々と衰弱を続けた。だが、ついに変化が現れてきた。痰の量が増え、一日一回の吸痰では間に合わなくなってきたのだ。そして、下肢のむくみが増悪してきたのだった。血圧や呼吸状態の変化はなかったが、一日五〇〇ミリリットルの点滴も、今の彼女には負担になり始めたということだ。僕は、ご家族に事情を説明し、当初の予測を超えて、平穏に時を過ごしてきたが、いよいよ限界の時が近づいてきていることを説明し、彼女の苦痛を増やし始めている点滴の量を減量する提案をした。一日一回はグループホームに顔を出していたご家族も、それまでの穏やかな衰弱の経過を目の当たりにしていたので、僕の提案を納得して受け入れてくれた。その日から一日二〇〇ミリリットルの点滴に切り替えた。予測したように痰量も減り、浮腫《むく》みも減り始めたが、五日後、血圧が低下しはじめた。僕はご家族に二四時間以内にお別れの時間が来る可能性が高いことを伝えた。その説明を受けて家族全員がそろったことを待っていたかのように、彼女は静かにそのいのちを閉じたのである。彼女はまさに平穏な老衰のプロセスを歩み、旅立っていったのである。

緩和医療と緩和ケアのちがい

最近では「緩和ケア」という言葉は、一般メディアにも特別な注釈抜きで登場することが稀ではなくなってきているので、その内容の理解はともかくとして多くの人が目にし、耳にしていることと思われる。

ところで、読者の皆様にとって、「緩和ケア」とはどのようなイメージがあるのだろうか。たとえば、緩和ケアとは、がんの痛みなど、がんによる苦痛症状を和らげるケア、あるいは終末期がん患者さんが受けるケア等であろうか。一見、正しそうでもある。だが、正確に言えば、上記だけでそれらを緩和ケアと言ってしまうとしたら、それは間違っていると言わざるを得ない。

なぜなら「緩和ケア」という言葉はＷＨＯの定義に基づいた言葉だからである。Ⅲ章でも述べたが、ＷＨＯは「緩和ケアとは、生命を脅かす疾患による問題に直面している患者とその家族に対して、疾患の早期より痛み、身体的問題、心理・社会的問題、スピリチュアルな問題に関してきちんとした評価をおこない、それが障害とならないように予防したり対処したりすることで、ＱＯＬを改善するためのアプローチである」と定義しているからだ。

要するに「緩和ケア」とは、命を脅かす疾患による問題に直面している「患者とその家族」に対して、「痛みなどの身体的な苦痛を緩和する」のみならず、そのような状況を生きることになる、患者や家族の「心理的問題」や「社会的問題」そして「スピリチュアル」な問題に対しても、適切に対処し、患者や家族の「ＱＯＬ（生命の質、生活の質）を改善」することを目的にしたケアである、ということなのである。

つまり、「緩和ケアとは、身体的問題、心理的問題、社会的問題、そしてスピリチュアルな問題などを包括しておこなうケア」のことであり、それなりの専門性を必要とするケアなのだ。したがって、それら四つの問題を、個別的にケアしたとすれば、それらは身体的ケア、心理的ケア、社会的ケア、スピリチュアルケアと個別に表現されるべきなのである。

「緩和ケア」という言葉を使うのであれば、上記を理解して使うべきである。

したがって、定義に基づけば、がんの苦痛症状を和らげることも、終末期がん患者さん

（＝生命を脅かす疾患）が受けるケアも、緩和ケアの定義には含まれるが、それらは緩和ケアの要件の一部であり、それだけでは緩和ケアと言えない理由がおわかりいただけただろうか。

ところが、医療機関のホームページなどに「当院は『緩和ケア』も行っています」等の表現をしているところもある。しかし、「緩和ケア」は『緩和ケア』も行っています」と表現されるような軽いケアではない。そのような医療機関の宣伝文句は眉に唾して読んだほうがよい。前述したように、終末期がん患者さんにも対応していますとか、がんの痛みに取り組んでいますぐらいのレベルである可能性が高いのである。

では、そのような医療機関はなんと表現すればよいのかと言えば「緩和ケアも行っています」ではなく「（身体的苦痛の）緩和医療も行っています」と表現するべきなのだ。

ここで、「緩和医療」と「緩和ケア」という似たような表現が出てきて、戸惑われているみなさんがいるかもしれない。「緩和医療」は「緩和ケア」を構成する大切な医療要素ではあるが、位置づけとしては「緩和ケア」の一部を構成する概念なのである。したがって、「緩和ケア」は「緩和医療」も含む、より大きなケアの概念とも言えるし、「緩和ケア」は「緩和医療」の上位概念とも言えるのである。

つまり、緩和ケアには緩和医療は含まれるが、緩和医療だけでは緩和ケアとは言えないということなのだ。

くどいようであるが、「緩和ケア」とは、「ＷＨＯの『緩和ケア』定義に基づいたケア」のことであり、「緩和ケア」を行うということは、「ＷＨＯの『緩和ケア』のケアに定義に基づいたケア」をおこなうということなのである。

たとえば、終末期がん患者さんの、身体的苦痛は緩和医療で緩和されたとしても、衰弱しながら死に向かうという現実は変わらない。身体的苦痛が緩和されたとしても、そのような状況をどう生きるのかという、人間にとって、もっとも根源的とも言える課題は、残ったままである。ＷＨＯの定義に基づく緩和ケアの本領は、その課題にも向き合い、支援することにある。

身体的苦痛の緩和は、がん医療に携わる医療者にとっては、当たり前の医療で、これをもって緩和ケアにも取り組んでいますなどと言う医療者がいたら、そのような人々は緩和ケアの本当の意味を理解していない人々と言うしかない。

二年ほど前から、医療保険制度に基づき、いくつかの施設基準を満たした医療機関は「在宅緩和ケア充実診療所」と標榜できるようになったが、この施設基準では「緩和ケア」の定義を明確にしていないので、前述したような、怪しい緩和ケアも含まれている可能性もある。もし、そのような医療機関による在宅医療を受けるようなことがあった場合、その医療機関が標榜している「緩和ケア」はＷＨＯの定義に基づいた「緩和ケア」かどうかの確認をしたほうがよいだろう。

曖昧にされる最期の時間

さて、緩和ケアに潜むもう一つの問題について考えてみたい。がん対策基本法の中に緩和ケアという言葉が明記され、緩和ケアががん医療を支える重要なケアの概念であると位置づけられたことは適切なことであった。繰り返しになるが、緩和ケアは、生命を脅かされる疾患に直面している患者さんの、身体的苦痛、心理的苦痛、社会的苦痛、そしてスピリチュアルな苦痛も包括的にケアしようとする、いわゆる全人的ケアのことを意味している。したがって、さまざまな問題に直面しながらがん医療を受けることになる患者さんに対して、それら四つの要素に配慮した全人的ケアである緩和ケアを提供することは、いわば当然ことであり、それゆえに、緩和ケアが、がん医療を支えるケアに位置づけられたことは適切であったと評価したのである。

従来、緩和ケアは、緩和ケア病棟でも、在宅緩和ケアでも、主に終末期がん患者さんに提供されてきた。すなわち、緩和ケアを開始した時点から、患者さんの死を視野に入れつつ、その死までの生を、できる限り苦痛が緩和され、尊厳を持った人として生きていくことが可能なように支援してきたのである。

しかしながら、がん医療対策基本計画の中で、がん医療の早い段階から緩和ケアが必要と言いだされてから、緩和ケアの意味合いが、曖昧になってきた。

もう一度WHOの緩和ケアの定義に立ち戻ってみよう。その定義の中では、緩和ケアの対象は、命を脅かす疾患による問題に直面している患者とその家族なのである。すなわち、緩和ケアを必要とするような状況にいる方々は、命を脅かされるような状況にいるわけであるから、当然、その結果としての死に直面する可能性もあることも視野に入れて、その状況とどのように向き合うのかを考える必要があるのだ。そうであればこそ、少しでも納得のいく人生を歩むためにアドバンス・ケア・プランニングが必要になるのではないのだろうか。

ところが、がん医療の早い段階からの緩和ケアという文脈には、いずれ、がん治療の限界に直面し、その後に訪れる死という現実は、あまり想定されていないようなニュアンスなのである。

われわれのような終末期の現場にいる者の認識では、緩和ケアが必要な人は、病気として治ることは難しい状態にある人なので、その時期の長短は別として、いずれは死に直面する可能性が高いということを前提にしている。

もっとも、いつかは死ぬということは、緩和ケアの必要の有無にかかわらずに、万人に共通なこととして、誰もがわかっていることであり、いや、わかっているからこそ、それときちんと向き合おう、死につながっているからこそ、死までの生き方を大事にしよう、ということが根底の共通認識にあったはずだった。ただ、緩和ケアが必要な状況にいる人々は、老衰などで死を迎える人々よりは、その死までの時間が短い可能性が高いということなのである。

しかし、ホスピスケアが緩和ケアという言葉にすり替わって、病気の早い段階からそれが必要だと盛んに言われるようになった頃から、なんとなく、死に向き合おうという意識が、これまでよりも軽く、薄れてきているような感じがしてならない。

もともとホスピスという言葉は、死を連想するといって、専門家のなかでも対患者さんにはあまり使いたがらない人もいた。そしていま、終末期の現場にいるわれわれが使う緩和ケアと「治療」の現場にいる人の使う緩和ケアとでは、ニュアンスが微妙に異なってきているのではという違和感を覚えるようになってきている。

いずれ来る死も視野に入れ、であればこそ適切なアドバンス・ケア・プランニングを持ち、それを支える全人的ケアである緩和ケア、と考えるのが本筋なのに、死の話題を避けるかのごとくに言われ始めている早い段階からの緩和ケアという言い方は、緩和ケアを提供しつつ

「大丈夫ですよ、なんとかなります」といった偽りの安心を患者さんや家族に与えてしまいかねない懸念を持たざるを得ないのだ。とすれば、患者さんにとっての状況は、患者さんが主役になり得ていなかった、死がタブー視されていた時代と、本質的には変わらないことになってしまうのではないだろうか。

そこには、依然として死を避けようとする、なるべくそこにはふれないようにしたいといった意図、そういう集団的な意識の流れが見え隠れしているような気がしてならない。言葉や概念が一般化されることで、意味が曖昧になっているともいえるかもしれない。緩和ケアの言葉の意味の輪郭がぼやけて、意味が拡張されているような感じだ。

「そろそろ緩和ケアで」と告げられたとたんに、突き放された気持ちになったり、ああもうだめなんだ、と絶望してしまう、そのことが問題になって、緩和ケア＝「死」というイメージはまずいという認識を医療者がもちはじめたのだろうか。

そういったことへの〝配慮〟として、一番大切なことをオブラートに包んでしまうような表現がなされ、その結果、なんとかなるんじゃないか、治るんじゃないか、と誤った希望を抱かされてしまう患者さんが少なからずいるように思う。

現在のがん治療では、ファースト・ラインとも言われる標準治療が、一番効果があるとされる治療法だ。それが功を奏さなくなった時点から提示される、セカンド・ライン、サード・ラインといった化学療法は、ファースト・ラインよりもその効果が少ないことは専門家には周知のことである。しかしながら、藁をもつかむ患者さんやご家族にとってはファースト・ラインがだめでも、セカンド・ラインが提示されるということは、次の奥の手があり、結果治癒するかもしれないという幻想に結びついてしまうのである。

その結果、前述したように、どう生きるかよりも、どう治療するかという「目的化された治療の継続」に人生の大切な時間が埋没してしまっているように思える状況が出現しているのではないだろうか。

このような現状を見ると、「かつて死がタブー視されていた時代があった」というように、過去の問題として片づけられない状況が再浮上してきているということなのだ。あらためて死を、現実に起こること――起こりうるではなく、確実に起こるもの――として、考えていかなければならないのだと思う。

われわれは、人生の終末期において心身の苦痛にある人たちが、限られた時間であっても、困難な状況であっても、少しでも自分らしく生きようとしたり、生きてきてよかったと思えるような、そういう時間にしていきたいということを目的にケアを提供してきた。たったひとりで孤独にその場面を迎えるのではなく、われわれも応援しますから、最期まで一緒に生きていきましょう、というメッセージを発信してきたつもりだ。それは、残念ではあるけれども、状況的に最期の時間は遠からず来るということが大前提にあって、だからこそ、メッセージも意味をもっていたのである。

確実に来る死にそなえる

人生の最終段階にいる方々の医療やケアに携わっているわれわれは、その役割として、それでも人は最期の時間を迎えざるを得ない、と言いつづけるしかない。最期の時間を迎えるにあたって、起こってくる出来事はこういうことで、それに対して、あなたはどんなふうに、そうなったときの時間を過ごしたいと考えるのかという、問いかけを続けざるをえない。一人でも多くの人に納得した人生を生きていただきたいからこそ、それは一九九〇年に『病院で死ぬということ』を世に出したときも今も変わらないテーマとして、多くの人々に伝え続けていく必要があると考えている。

あらためて確認しておきたいのだが、この先一〇年もしないうちに、亡くなる人が現在よりも二、三〇万人増えるということは、もしかしたらという可能性の話ではない。確実に来る未来である。いつか必ず死んでいく、当事者であるわれわれすべてが、これからの生き方、死までの生き方をきちんと自分の問題として、具体的に考えておく必要がある。そうやって備えたうえでも、予想外のことが引き起こされたり、自分の力ではなかなか思うようにいかない場面も増えてくるだろう。それも、死と同様に確実なことである。だからこそ、その困難な状況を生きる人々に対するケアを何とかしなければという視点もはずせない。

　死を考えるといっても、今生きている自分にとっての「死」は死の瞬間まで概念でしかない。病気も含め実際に自分が命にかかわるような事態に直面して、初めて自分のこととして捉えられるのであって、日ごろから考えておくことが難しいことは理解できる。

　しかし、考えてみていただきたい。日ごろの備えというと、災害対策のようにいつか起こるかもしれないことに備える類のものがすぐに思い浮かぶが、地震などの自然災害などのように、多くの人々が一度に亡くなるような状況は、言ってみれば不確実な出来事でもある。またそういう場面では、運なども左右するし、起こっても自分にはあまり大きな影響を与えないかもしれない。何らかの対策を施すことはできたとして、そういった突発的な災害や事故に有効に対処することは難しいことも少なくないだろう。

　しかし、見方を変えれば、事故や災害などよりも、はるかに多くの人が、病気や老化で亡くなっていくわけである。それは誰にでも百パーセント確実に起こる、間違いのない未来である。

であるにもかかわらず、いつか来るかもしれない地震や災害に備えよという話に比べて、一人ひとりに確実にやって来る死に備えよという声が、地震などの災害に比べれば小さいのは不思議なことでもある。

地震や災害も社会の空気を一変させるような大きな出来事であり、場面場面では自分に起こり得ることとして考えられるけれども、自分の暮らしに直接関係しなかったら、それは「そういうことがあった」ということで終わってしまうことも多い。東日本大震災は、それに伴って発生した福島第一原発事故もあいまって、多くの人々の人生に過酷な影響を与え、3・11は誰にとっても忘れることのできない悲しい日であるはずなのだが、当事者以外の人にとっては、震災の記憶の風化が問題になりはじめている。

結局、一貫して言いたいのは、具体的なプロセスは別にしても、病気や事故、災害、事件、幸いにしてそういったものと縁のない人生を送っていても、老化と死は必ずわれわれを待ち受けるということなのだ。いずれ確実に死は来るということ自体は、概念としてはみんなわかっているけれど、自分がどういう状況に直面するかは、もちろんわからない。いま、健康であれば、なおのことである。

しかし、高齢社会になっているということは、社会を構成するそれなりの数の人々が、間もなく死に直面するということなのである。わかっていることだとしたら、まさに自分がその当事者になって、そういう場面が近づいてきたら、どこまでの医療を望むのか、望まないのか、どんな最期を過ごすかということを、自分の生き方のひとつとして、人生における宿題のように考えておく必要がある。それも、待ったなしで。

いつかすべてのがんや認知症が治る日が来たとしても、老化だけは止められない。画期的治療法が見つかれば、病気はよくなるかもしれないし、改善したり治癒したりするかもしれないが、それが解決しても、そのあとに必ずやってくる老化と死だけは解決できない。確実に死はやってくる。どんなに医療が発達しても、その先にやってくる老化と死からは逃れられないのだ。逃れられないとしたら、そのこととどう向き合うのか。そこに行き着く。この本でもそのことを一貫して取り上げてきた。死を宿命とする人間にとって永遠のテーマだろう。

病気か健康かにかかわらず、自分の人生の物語の幕の閉じ方を自分らしいものにしたいのなら、人生の最後の日々の過ごし方を、今から考えておくべきではないのか。

老化にしても病気にしても、その状況に陥った人にしかわからない心情があるはずである。そうなってみなければ本当のところはわからないかもしれないが、それでも、いくつか想定できるパターンはある。仮定ではあるにしてもシミュレーションは可能である。選択の仕方次第で、こんなはずじゃなかったという悲惨な最期を迎えてしまう恐れもあるわけだから、適切な情報を基により良い生き方をシミュレーションしておくことをおすすめしたい。その情報を提供するのが、医療者としてのわれわれの役割だ。その情報の中には、医療手段の話ばかりではなく、先人の生き方そのものもある。

誰もが、老いを生きている。老いは自分の身体が「順調に」最終章に向かって推移していることのあらわれとも言える。老化は心身のさまざまな機能が低下することであるが、人生という生老病死の大きな流れからすれば、自然なプロセスをたどっているのである。それは、言い方を変えれば、順調な人生とも言える。まもなく死がやってくるだろう場面を迎えたときにひとりの人間として納得して生きられた、という受けとめ方ができれば、老化や死は嘆くべきものではなくなるだろう。

あとがき

最近、作家の柳田邦男さんのお話をお聞きする機会があった。僕が所長を務めている聖ヨハネホスピスケア研究所とケアタウン小平が共催しておこなった「柳田邦男いのちを語る」という講演会でのお話である。

柳田さんが、その講演の最後に話された「死後生《しごせい》」という概念は、非常に示唆に富んだ考え方だったので、皆さんにもお伝えしたい。柳田さんに「死後生」について、私の理解で他の方々にお伝えしても良いかどうか確認したところ「ぜひ、宣伝してほしい」というご許可もいただいた。そこで、私なりの理解でお伝えしてみたい。

柳田さんは「肉体はなくなっても、人の生きた証（精神性、心）は大切に思ってくれた人の心の中で生き続ける」と言い、そのことを「死後生」と定義づけられた。たしかに、すでに亡くなったたくさんの人々の顔や声やその生き方は、僕の心の中に残っている。そして、実在としての存在がなくとも、それらの人々が、自分の今を共に生きていることを、折に触れて感じている。

それらの人々との、様々な場面での思い出は、その時点では喜怒哀楽に満ちたものであっても、今は懐かしく、愛おしく感じることが、ほとんどである。時に悲しみを増幅させることもあるが、前に進む勇気を与えられることも少なくない。

今ある自分の存在は、生まれてから今に至るまでに出会った、それらの人々との関係性の蓄積や、関係性の深さによって創り上げられていることを、感謝の念と共に自覚せざるを得ないのだ。

柳田さんは、残される人々の心の中に残る「死後生」は、残された人々の人生を豊かに膨らませるほどの力を持つとおっしゃっているが、その通りだと思う。

だからこそ、自分はどのような「死後生」を残せるのかを意識し、その「死後生」をより良いものにするために、いかに「今」を生きるのかが問われてくるのだと思う。

柳田さんは「人は物語を生きている」という。ホスピスケア（緩和ケア）に携わる僕らの役割は、その物語の主人公であるその人が、少しでも納得できるエンディングを迎えられるように、その人の人生の物語の最終章に参加することであると考えている。

読者の皆様の人生の最終章がより良きエンディングでありますように祈念したい。そしてそのことのために、普遍的なケアであるホスピスケアは、すべての困難に直面している人々の力になれることを確信して筆をおきたい。

最後に、本書を書くように促し、遅々として進まぬ原稿であるにもかかわらず、懲りずに、本書が誕生するまで丁寧にお付き合いいただきました春秋社の神田明会長、澤畑吉和社長はじめ、編集部の高梨公明さん、そして手島朋子さんに感謝いたします。

二〇一八年七月

山崎章郎

[プロフィール]

山 崎 章 郎（やまざき・ふみお）

1947年、福島県生まれ。千葉大学医学部卒業後、同大学病院勤務。1984年より八日市場市民総合病院（現・匝瑳市）にて消化器医長を務め、院内外の人々とターミナルケア研究会を開催。1990年、『病院で死ぬということ』刊行。91年より聖ヨハネ会総合病院桜町病院（東京・小金井市）に移り、05年までホスピス科部長を務める。05年10月にケアタウン小平クリニック（東京・小平市）を開設。現在、ケアタウン小平クリニック院長。著書に『病院で死ぬということ』（正・続、ともに主婦の友社／のちに文春文庫へ収録）、『ホスピス宣言』（共著、春秋社）、『河辺家のホスピス絵日記』（共著、東京書籍）、『新ホスピス宣言』（共著、雲母書房）、『家で死ぬということ』（海竜社）、『病院で死ぬのはもったいない』『市民ホスピスへの道』『さいごまで「自分らしく」あるために』（共著、春秋社）、『「在宅ホスピス」という仕組み』（新潮社）などがある。

「そのとき」までをどう生きるのか

2018年8月20日　第1刷発行

著者――――――山崎章郎
発行者―――――澤畑吉和
発行所―――――株式会社 春秋社
〒101-0021 東京都千代田区外神田2-18-6
電話 03-3255-9611
振替 00180-6-24861
http://www.shunjusha.co.jp/
印刷・製本―――萩原印刷 株式会社
装丁――――――高木達樹

ISBN978-4-393-36545-8
定価はカバー等に表示してあります